一生スタスタ歩ける体になる

整形外科ヨガ

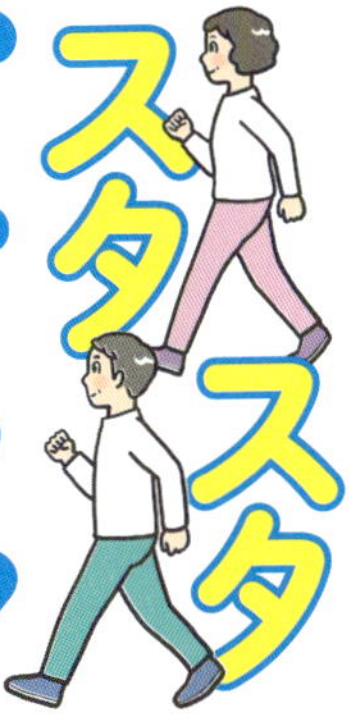

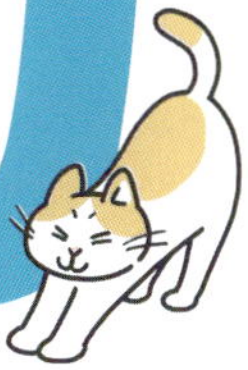

松浦整形外科内科 院長
井上留美子

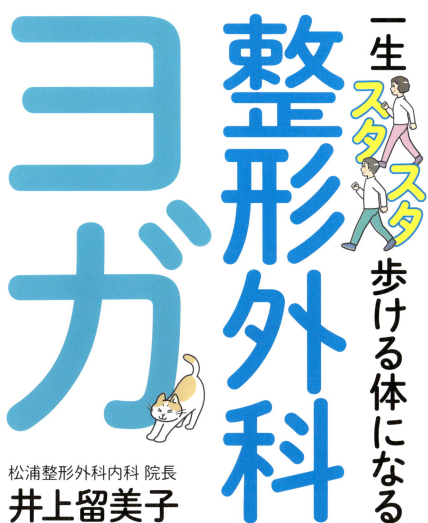

Gakken

「整形外科ヨガ」は
医療の現場で生まれた〝運動療法〟

「腰痛はぶり返す」「肩こりは一生もの」などと思っていませんか。たしかに、整形外科医として治療にあたっていると、一度は腰痛やひざ痛がよくなったとしても、しばらくたつとまた痛くなって通院するというパターンによく出くわします。また、骨粗しょう症が改善しても、日常生活で転倒し、けがをしてしまうといったケースも。

私は、整形外科の治療は、薬や注射で痛みを和らげたあと、再発予防のために運動療法は必須だと考えてきました。それは腹筋背筋運動とは違い、順序立ててしっかりと行う必要があるのですが、痛みが残っていたり、そのやり方をよく知らなかったりで、なかなかできない人が多いんです。まして、それを地道に続けて、なんてことは若くて元気な人でも難しいですよね。

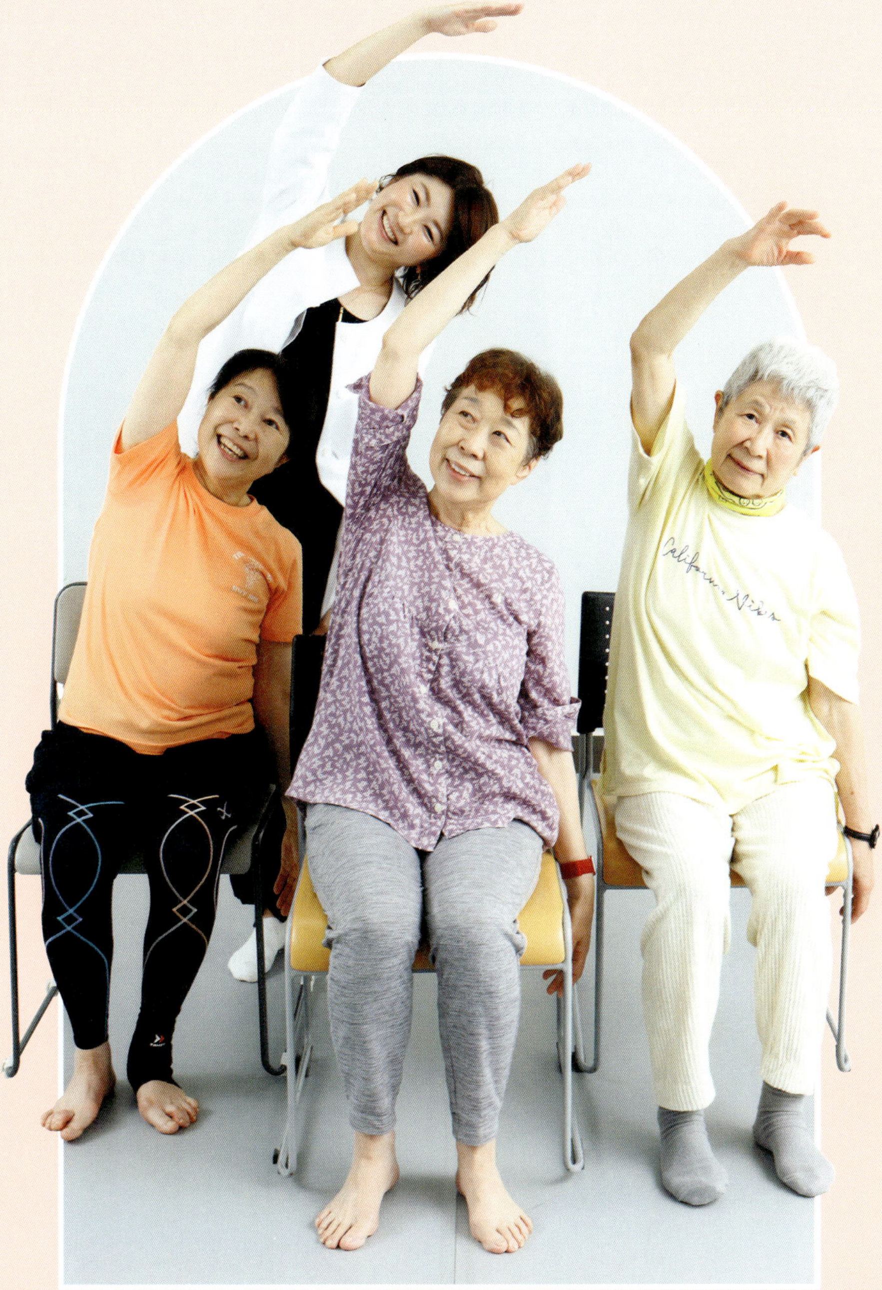

「整形外科ヨガ」クラス参加者のみなさんと

それをどうにかできないだろうか？　と考えていたころ、出産後に病気由来ではない体の痛みやしびれに悩まされたことをきっかけにヨガに出会いました。やってみると整形外科の運動療法とヨガの共通点に気づいたのです。

そこで、「筋トレ○回」「とにかく歩きましょう」などとやみくもに運動するよりも、効率よく短時間で効果的な運動療法としてこのヨガのポーズを活用できるのではないか？と、整形外科の経験と知識を集約して、ヨガ、筋トレ、ストレッチを組み合わせてこの「整形外科ヨガ」を考案しました。

ヨガの持つ、宗教色などは排除し、ヨガに整形外科医としての視点を盛り込んだコンディショニングプログラムです。

医学的研究でも、筋力アップ、下肢筋力によい影響が認められた

２０１１年からヨガの勉強を始め２０１８年から医学的効用に関する本格的な研究を開始。呼吸法を基礎として毎回同じポーズを練習し、初日と最終日の全身筋量や筋力、バランス能、心理評価（ＰＯＭＳ２）等を行ったところ、体脂肪率は低下、全身筋量、体幹筋量は増加、ＢＭＩ（体格指数）に変化はないといった、

統計学的に有意な差が出たのです。3カ月のクラス終了後には歩行速度が上がったり、腰痛予防のために大切なもも裏の筋肉の柔軟性改善が認められ、転倒不安も改善するという統計学的な差も出ました。（詳しくはP8）

重力のある地球上で生活している限り、関節へかかる負担は必須ですし、加齢とともに身体の中で起こる変化も必然です。だから痛みや変形を食い止めるためにも、この「整形外科ヨガ」のような運動を続けていただきたいのです。

これからは健康寿命をいかに伸ばすかがカギになってきます。いつまで自分の足でしっかり歩ける体を保つために、さっそくはじめてください。

「今日があなたの一番若い日」ですから！

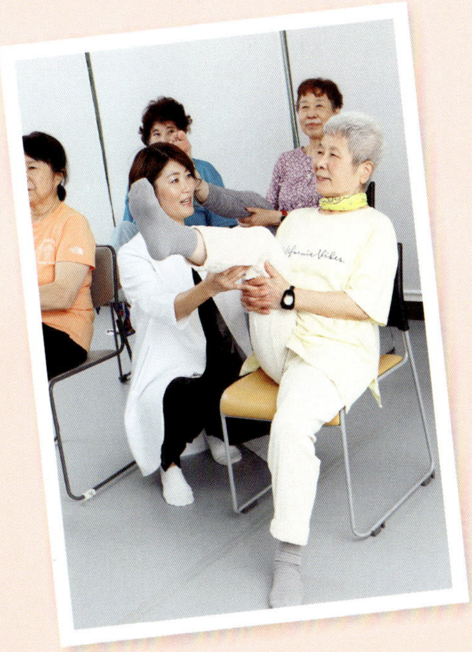

一生歩くための3つの活

活 1

筋肉を縮こまらせない 伸び活

ふだんから運動の習慣がなく、あまり歩かない生活を送っていると、あちこちの筋肉が縮こまってきます。例えば座りっぱなしの時間が長くなると、お尻やもも裏の筋肉が硬くなり、それらの筋肉がついている骨盤を引っ張ってゆがみが出たり、腰痛の原因になることも。

こうした事態を避けるため、まずは体の大きな筋肉をまんべんなくストレッチしましょう。座っている時間を減らすため、30分に1度ぐらいは立ち上がるようにするものおすすめです。

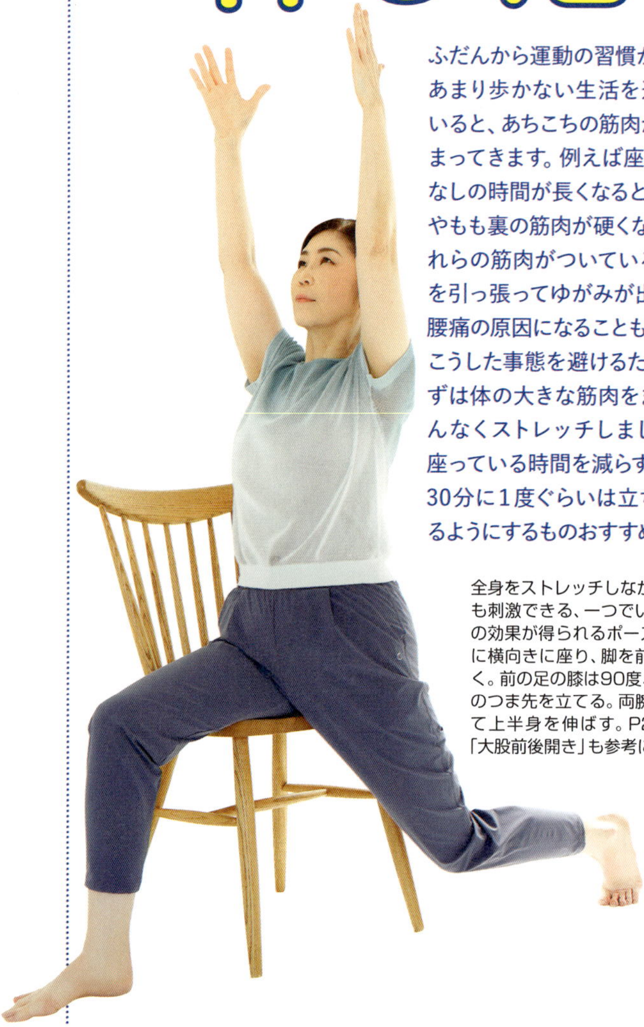

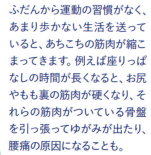

全身をストレッチしながら筋肉も刺激できる、一つでいくつもの効果が得られるポーズ。椅子に横向きに座り、脚を前後に開く。前の足の膝は90度、後ろ足のつま先を立てる。両腕を上げて上半身を伸ばす。P22～の「大股前後開き」も参考に。

活 2

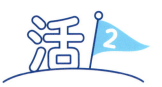

お腹に力を入れて
動くための

腹活

私たちの動作の要は、体の中心であるお腹の筋肉です。特にお腹の奥にある腹横筋を鍛えると、背骨が支えられて安定し腰痛など不調の予防にもつながります。
腹横筋は、しっかり腹式呼吸をすることで鍛えられる筋肉です。しかし普段の生活では呼吸を意識することは少ないもの。お腹が動いていることを確認しながら、吸って吐いてを続けることから始めましょう。呼吸が深まるにつれて体幹が安定して大きな動作も楽になります。

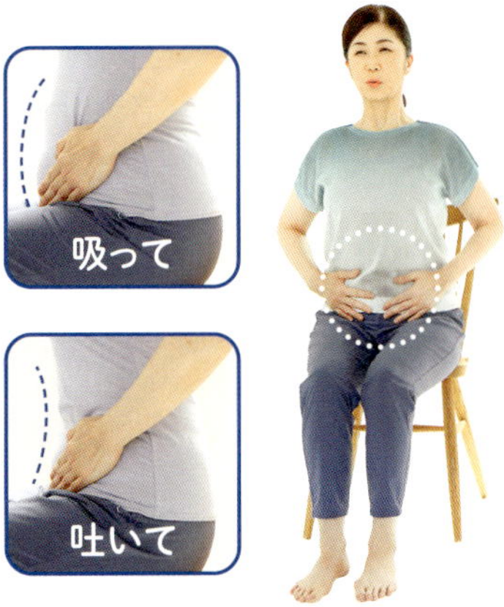

お腹に両手を添えて、鼻から大きく息を吸ってお腹をふくらませ、吐いてお腹をぺたんこにへこませる。お腹は前後左右に風船のようにふくらませるイメージで。腹式呼吸のやり方はP30～でもくわしく紹介。

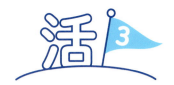

活 3

大股で歩けるようになる
なめらかな

脚活

1、2で体が整ったら、いよいよ元気に歩くために必要な脚力を強化していきましょう。年を重ねると苦手な人が増える脚を大きく開くポーズや、片足立ちのポーズを使って筋肉に負荷をかけていきます。
目指すのは「大股・早歩き」。関節をしっかり動かして大股で歩くと、お尻や脚の大きな筋肉が一度に効率よく鍛えられます。その分バランスも必要になってくるので、お腹の力を抜かないように気をつけましょう。

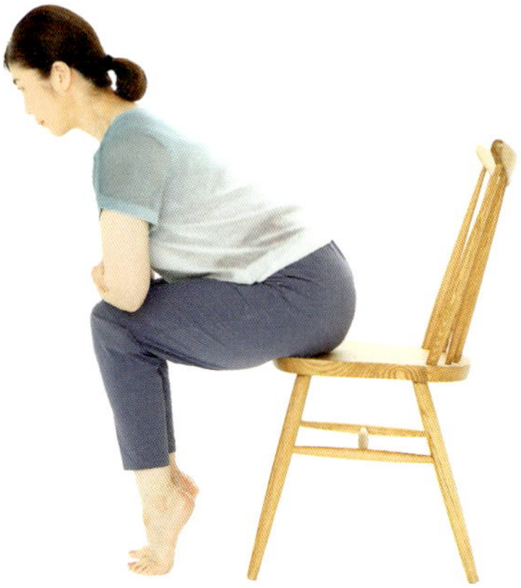

ふくらはぎの筋肉を鍛えると、地面をしっかり蹴り出して大きな一歩が出せるように。両腕をももの上において体重をかけ、かかとの上げ下げを行う。P70～の「ひざ押しかかと上げ」も参考にやってみよう。

医学的研究でも体幹筋アップ、転倒不安感減少などの効果が明らかに

厚生労働省の研究の中に、病院のベッドで寝ている状態を続けた場合、高齢者の筋力は1週間で20％、3週間ではなんと68％が低下するというデータがあります。実は筋繊維の萎縮は30歳ごろから始まり、40歳を過ぎると筋肉量が減り、普通に日常生活を送っていても手足の筋力は低下していくのです！　特にすばやい動作に必要な筋肉（速筋）の萎縮が早期に始まることがわかっています。例えば20歳の時は速筋の割合が全体の52％であるのに対し、80歳では40％に。とっさに物を避けたりできなくなるのは納得です。

私はヨガをはじめてから、ヨガには骨格筋に対する筋肉量の増加や転

倒予防効果があるのではないかと考えるようになり、「整形外科ヨガ」プログラムを考案しました。そして、このプログラムを継続した時の数値を検証し、学会で結果を発表しました。内容は、平均年齢69.4歳の25名の男女に3か月間のプログラムを体験してもらい、体重や体脂肪率筋肉量の変化などを計測したもの。その結果、体脂肪が低下し体幹の筋肉量が増えたという結果が見られたのです。その後の研究でも安定した結果が出ており、一番最近の検証では歩行速度は上がり、転倒不安は改善されるといううれしい結果も出てきました。継続は力なり。ぜひみなさんも、この本のヨガを続けてみてくださいね。

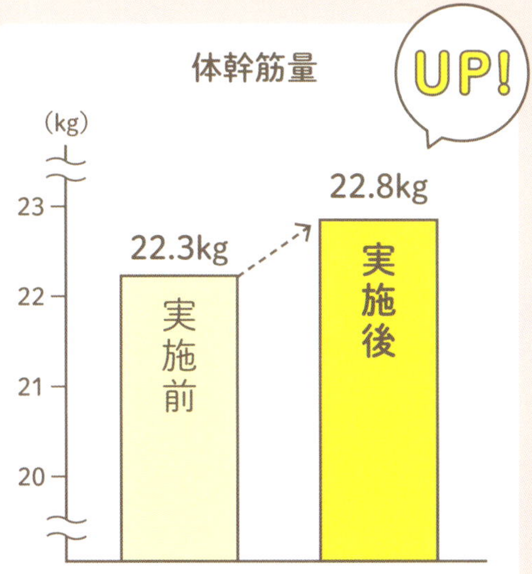

上のグラフは、3か月間ヨガを行い体幹の筋肉量の重さを測定し、プログラムを行った初日と３か月後を比べたもの。体幹の筋量が増加し、体脂肪も低下しました。

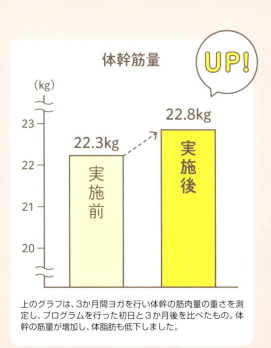

整形外科ヨガで元気！ 体験者の声

「整形外科ヨガ」のクラスの60代～80代の参加者に、実際に続けてみて体がどう変わったかを伺いました。週1回1時間、じっくりと呼吸法やヨガで体を動かしているみなさんは、驚くほど背すじが伸びて体も柔らか！ 整形外科ヨガのコンセプトは「短時間で効率的に効果を出す」こと。健康寿命をのばし、いつまでの歩き続ける体を保つため、みなさん続けています。

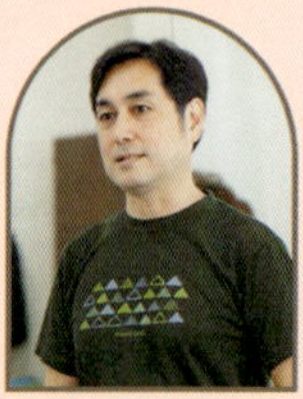

指導 戸井田ノリシゲ先生

整形外科ヨガ認定インストラクター。ヨガスタジオや老人ホームなどで指導。料理人の経験を活かし「ヨガと食を繋ぐ」をテーマに活動中。

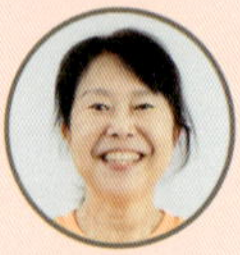

Kさん（60代）

変形性膝関節症から復活し、体重も10キロ減り登山もできるように

「若いころはトレッキングやスキーなど体を動かすことが大好きでした。ただ変形性膝関節症のため、両ひざに人工関節の手術を受けてからは生活が一変。運動ができず筋力が衰え、200mも歩けなくなってしまったんです。

週に1度、このクラスに参加するようになって1年半になりますが、嬉しい効果をたくさん感じています。体重は10キロ近く減り、呼吸法を教えていただいたことで深い呼吸もできるように。足の使い方を覚え、丸く固まっていた足指を開くことができるようにもなりました。これからは、もっともっとたくさん歩きたい。ノルディックウォーキングや離島への旅行などの目標を立てて、運動を楽しんでいます」

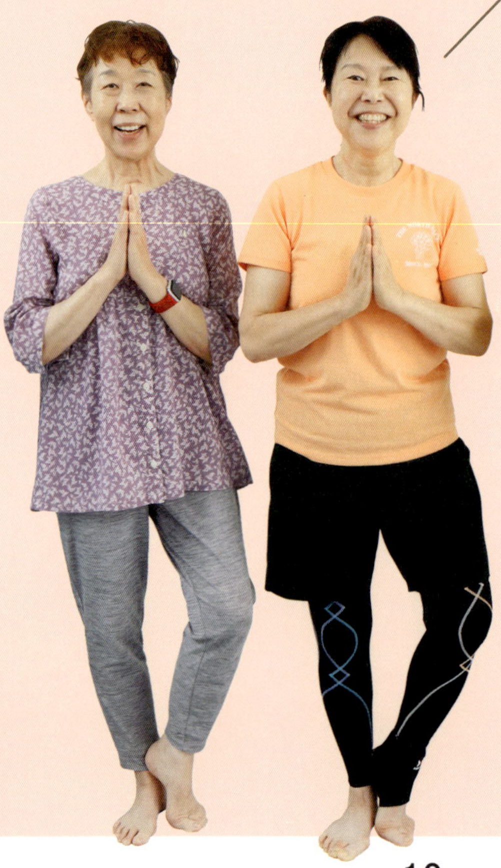

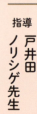

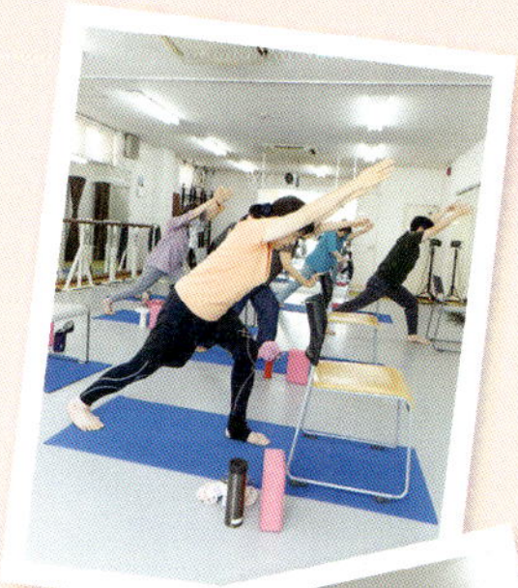

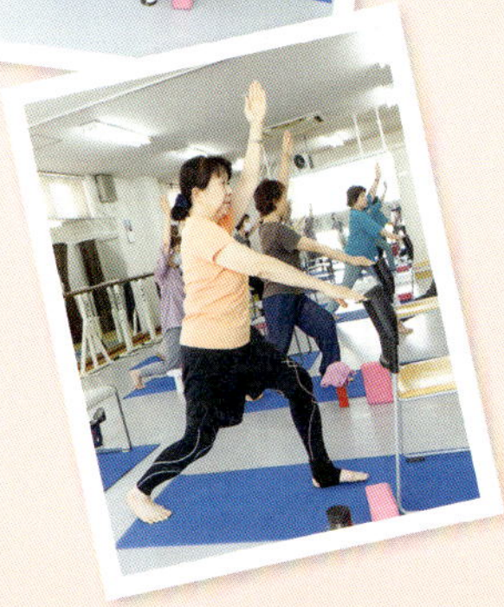

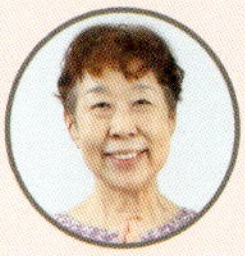

Tさん（70代）

腰の圧迫骨折、ひざ痛も克服、ヒップホップダンスをはじめるまでに

「5年前に腰の圧迫骨折を経験し、井上先生に診ていただくようになりました。腰以外の不調もありましたが、あちこち通院しているだけじゃ治らない、自分で治さなきゃと考えるようになり、2020年から週1～2回、こちらクラスに通っています。このヨガは〝整形外科〟という名前もついていることもあり、行っている運動も安心してできますね。続けているうちにひざの痛みもなくなったんです。骨を強くするには刺激を与えるといいと聞いて、若い人に混じってヒップホップダンスのクラスにも参加するように。とんだり跳ねたりできるようになり、運動することの効果を感じています」

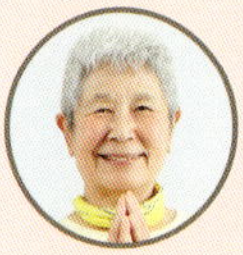

Yさん（80代）

脚の安定感が増したことを実感。簡単で続けやすいのがお気に入り

「整形外科ヨガ」のクラスは、かかりつけ医の井上留美子先生が監修されていること、椅子を使って行う簡単な体操だということから、10年前のスタート当初から参加しています。

20代の頃に左脚を痛めたのですが手術がうまくいかず、年を重ねるにつれて痛みや動かしにくさを感じるようになり、長い間の悩みの種でした。けれども、整形外科ヨガのクラスに参加して足指を動かす体操や、座ったまま行う呼吸法、背中の運動を練習することで、少しずつですが脚も安定してきて、調子のよさを感じています。

効果はあるけどきつくはなく、椅子を使って行う簡単な体操なので、きっと誰でも続けられるのではないでしょうか。参加できないときには、思い出しながらやってみるのですが、家でも行うことができますよ。

私はもともと薬に頼らずに、できるだけ自分で工夫して健康に生活していきたいと考えるほう。一つひとつの運動を行う理由をきちんと説明していただけるので、納得して取り組めています。

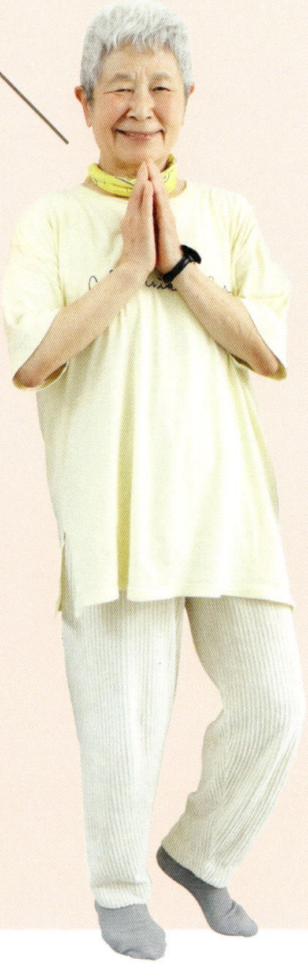

目次

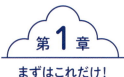

第2章

冬眠筋を目覚めさせる

伸び活ポーズ

第3章

姿勢や動きの土台づくり

腹活ポーズ

第4章

可動域を広げてケガ予防

動いてストレッチ

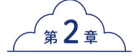

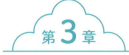

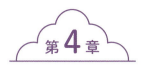

第5章
大股で歩けるようになる
脚活ポーズ

第6章
症状に合わせて組み合わせ
不調解消プログラム

第7章

脳と体のつながりをよくする あべこべ体操

整形外科ヨガの基本

骨盤を立てて座る

整形外科ヨガのポーズを行うときに基本となるスタートの姿勢「骨盤を立てて座る」「まっすぐ立つ」について知っておきましょう。立ったり座ったりという動作は日常生活で誰もが行っていることですが、それを意識して「正しく」行うことが大切。最初は鏡を見ながら確認してみましょう。

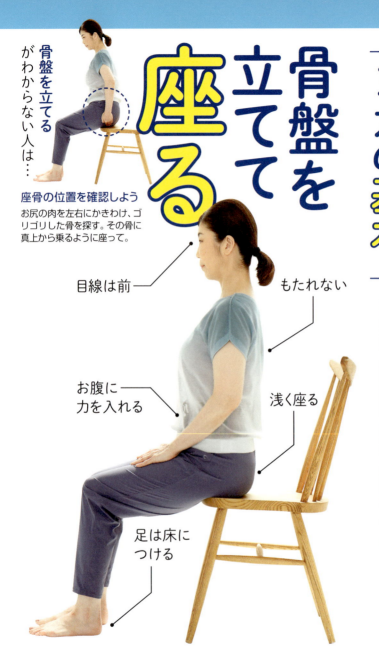

骨盤を立てるがわからない人は…

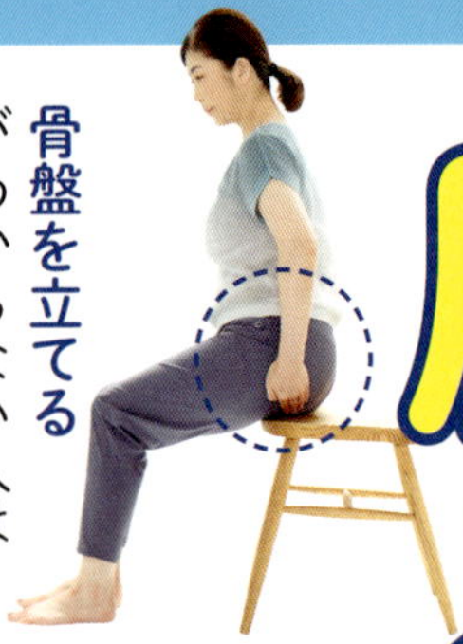

座骨の位置を確認しよう

お尻の肉を左右にかきわけ、ゴリゴリした骨を探す。その骨に真上から乗るように座って。

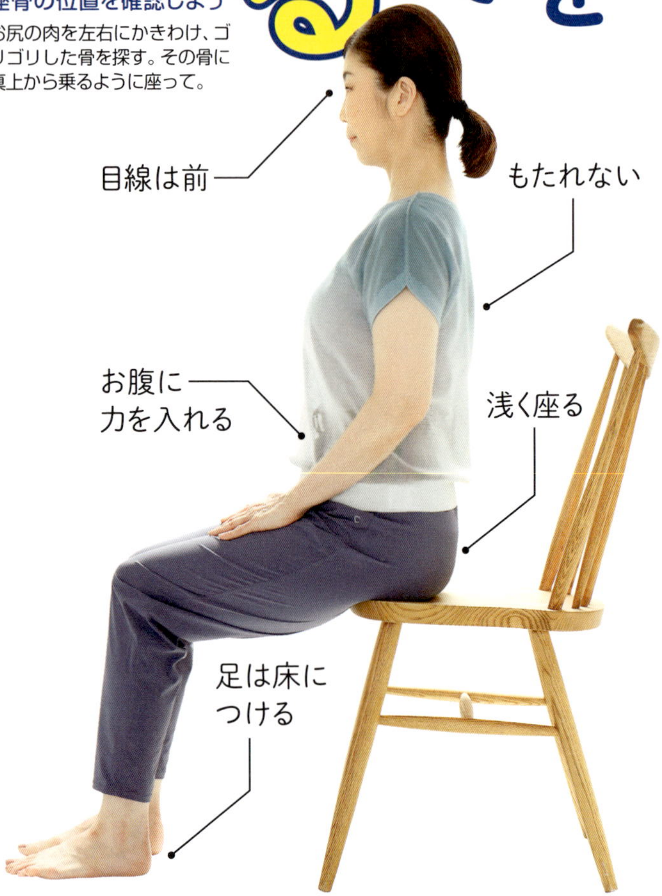
目線は前
もたれない
お腹に力を入れる
浅く座る
足は床につける

背もたれのある安定した椅子を用意し、背もたれにはもたれずに浅く座る。椅子の高さは、両足の裏はしっかり床につき、ひざの角度が90度に曲がるぐらいが理想。骨盤を立てて背中を伸ばし、両手はももの上におく。

まっすぐ立つ

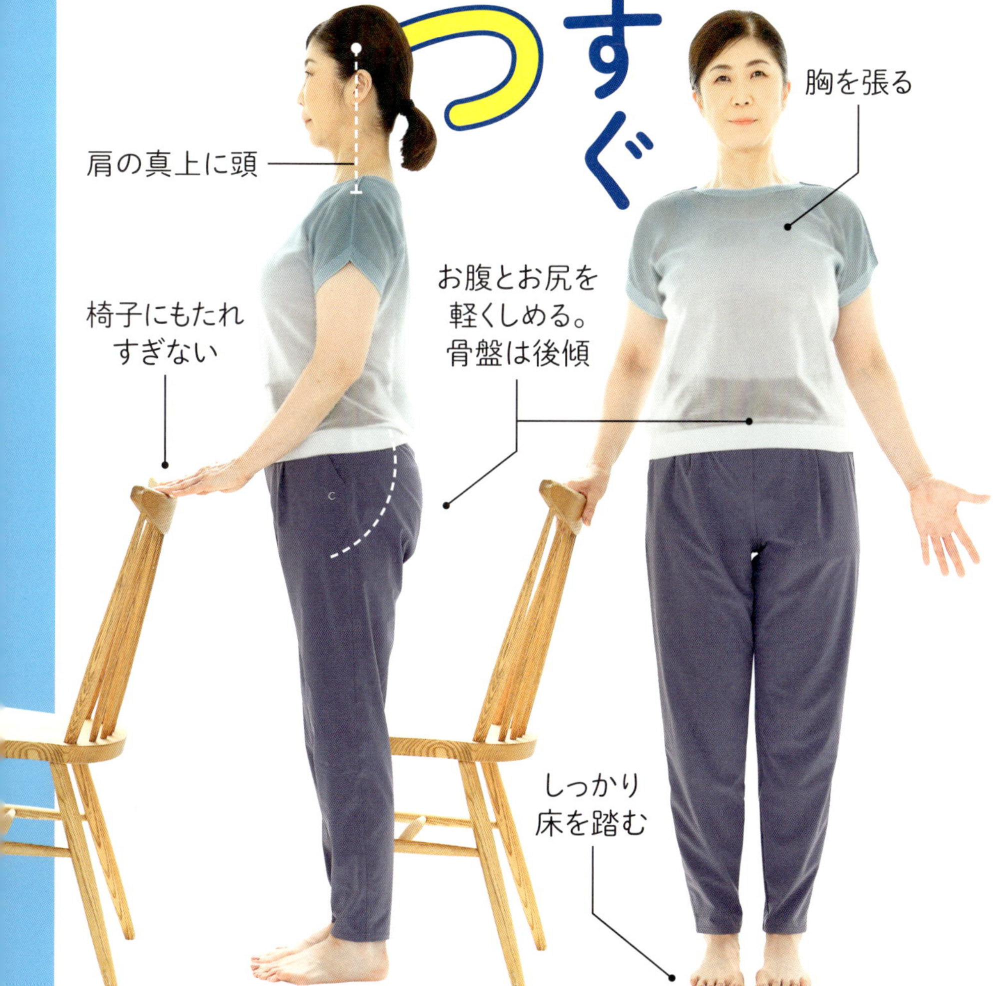

両足裏の親指の付け根、小指の付け根、かかとの３点で床をしっかり踏んで立つ。両ひざは正面、お腹とお尻に軽く力を入れて胸を張る。首の後ろを伸ばしてあごを軽く引く。両手は体の横に伸ばす。

この本の使い方

まずは……

基本の3ポーズを

（22ページより）

（22ページより）

毎日やってみましょう！

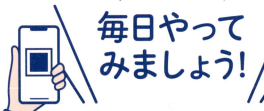

この二次元コードをスマホで読み取ってアクセス

すべてのポーズ、動画レッスンが見られます。

本書で紹介しているすべてのヨガのポーズは動画で見ることができます。動画を流しながら行って呼吸や動きのコツを習得しましょう。各ページについているコードを読み取る、あるいは**下記URLから専用サイトにアクセスしてご覧いただけます。**

https://gakken-ep.jp/rd/h2380236600

※動画は終了する場合があります。あらかじめご了承ください。

基本の3ポーズ ＋ 自分に当てはまるものを実践！

● 体が硬い ● ずっと運動していない ● 一日中同じ姿勢が多い	第2章 **伸び活** （38ページ）
● 背中や腰が曲がってきた気がする ● お腹がポッコリ出ている ● 立っているのがおっくう	第3章 **腹活** （50ページ）
● 歩くのが遅くなった ● 日々若々しく動きたい ● 死ぬまで自分の足で歩きたい	第4章 **動いてストレッチ** （60ページ） 第5章 **脚活** （70ページ）
● 脳を若々しく保ちたい ● 長く運転していたい	第7章 **あべこべ体操** （116ページ）
● 腰痛・ひざ痛……治したいところがある	第6章 **不調解消プログラム** （84ページ）

【ページの見方】

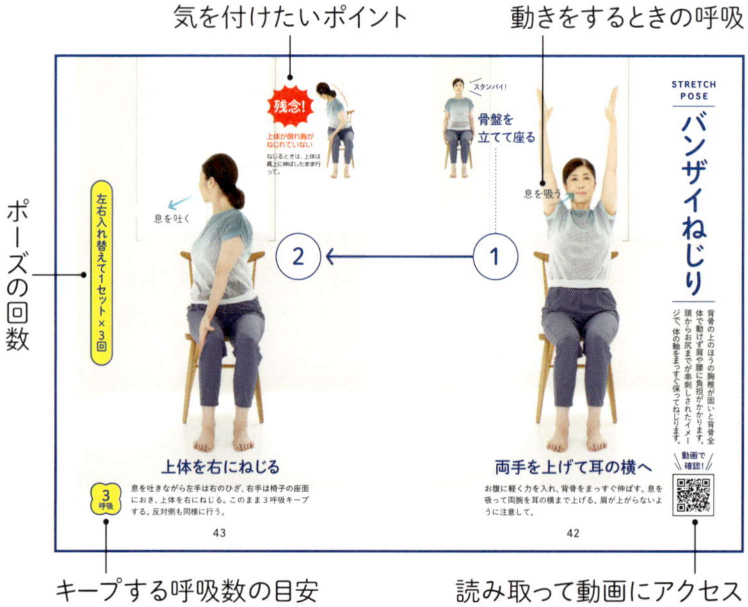

ヨガを行うときの注意

- **その日の体調をチェックして行いましょう（体調がすぐれないときは行わない）**
- **水分補給をしながら行いましょう**
- **呼吸は止めずにできれば腹式呼吸を意識して**
- **椅子は両足がしっかり床について座面が床と平行を保てるものを選んで**

- 通院中の方、持病のある方は、主治医に相談して許可を得てから行いましょう。
- 途中で体に異常を感じたときは直ちに中止し、医師に相談してください。
- 壁や家具、人とぶつからない場所および滑りにくい平らな床の上で行ってください。
- 適度が温度、湿度の屋内で行うことを想定しています。直射日光のあたる場所や極度に高温、低温の場所では行わないでください。
- 滑りやすい靴下などは避けてください。転倒の恐れがあります。

DOCTOR'S HOME YOGA

第1章

まずはこれだけ！ 基本の3ポーズ

一生歩ける体でいるためのポイントが詰まった3つのヨガポーズをご紹介。3つ行っても3分程度。時間がないときも、これだけは毎日行ってみましょう。

ONLY 3 POSES 1

大股前後開き

椅子に座ったまま脚を前後に大きく開くことで、固くなりがちな股関節まわりや前ももの筋肉、脚の付け根から腰にかけてついている腸腰筋を伸ばします。両手を上げて背中の筋肉や肩関節もストレッチ。左右どちらかやりづらい側がないか左右差も確かめます。

【大股前後開き】

効果

股関節から体の奥の腸腰筋群という大きな筋肉を伸ばして、**丸まった姿勢を改善**

硬くなりがちな前ももを伸ばし、**腰やひざの負担を軽く**する

腕を上げて肩を動かし、背中も伸ばして**全身の可動域を広げる**

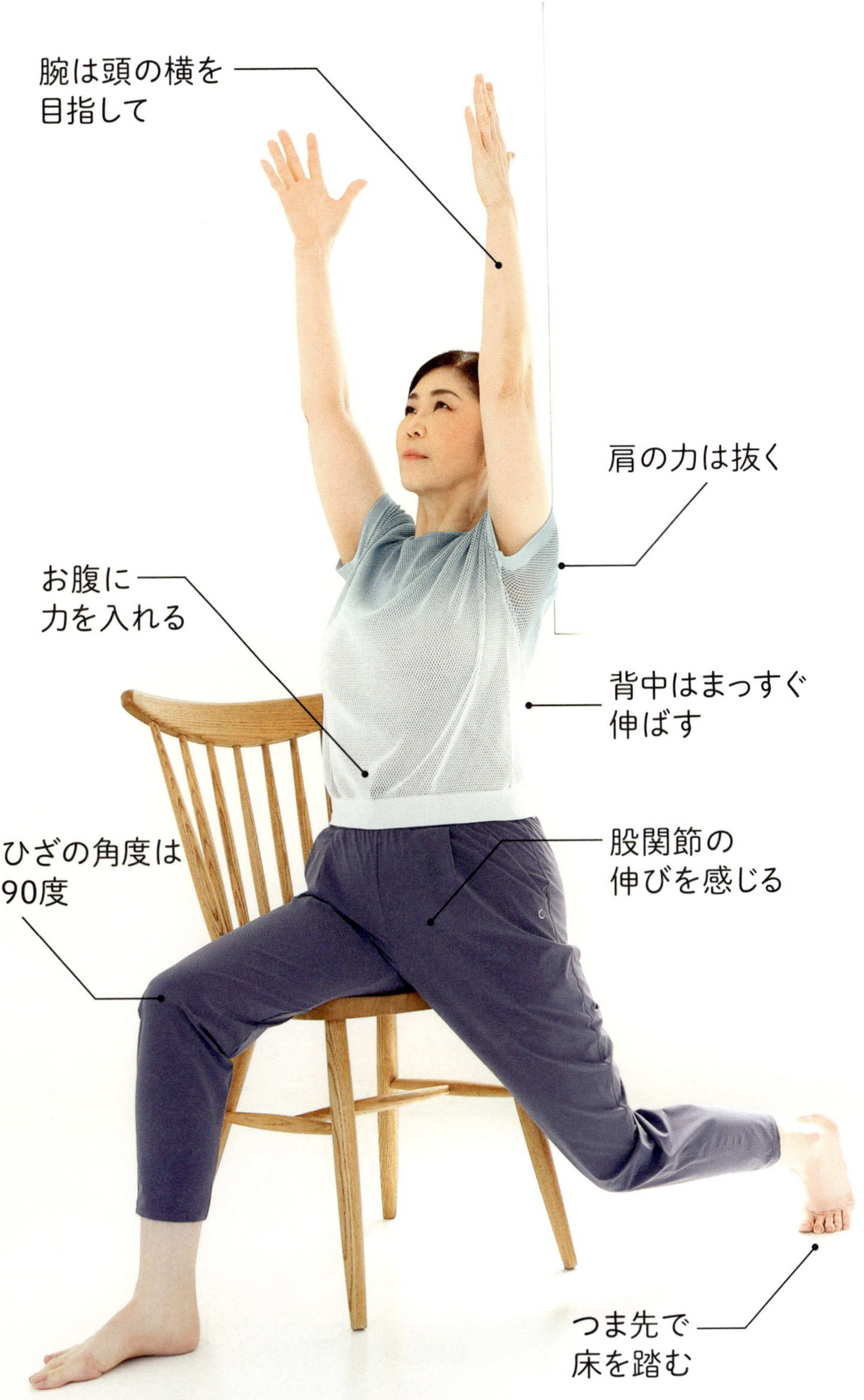
腕は頭の横を
目指して
肩の力は抜く
お腹に
力を入れる
背中はまっすぐ
伸ばす
ひざの角度は
90度
股関節の
伸びを感じる
つま先で
床を踏む

ONLY
3 POSES
1

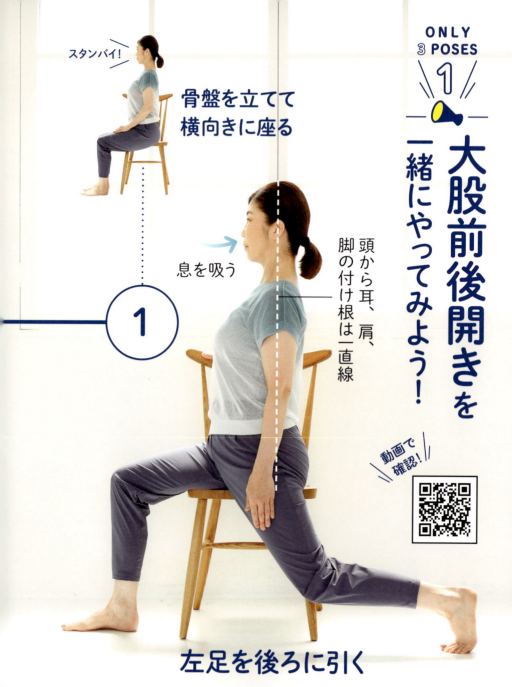

大股前後開きを一緒にやってみよう！

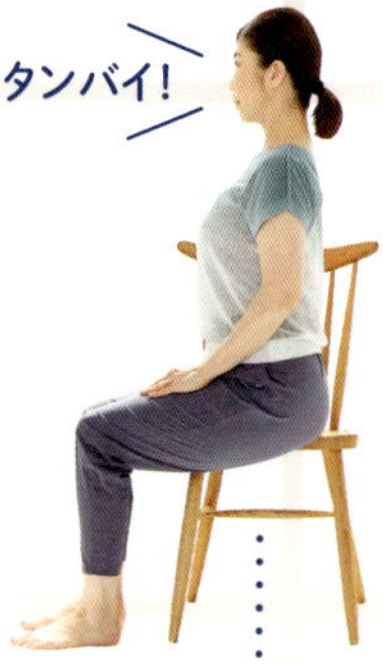

スタンバイ！

骨盤を立てて
横向きに座る

1

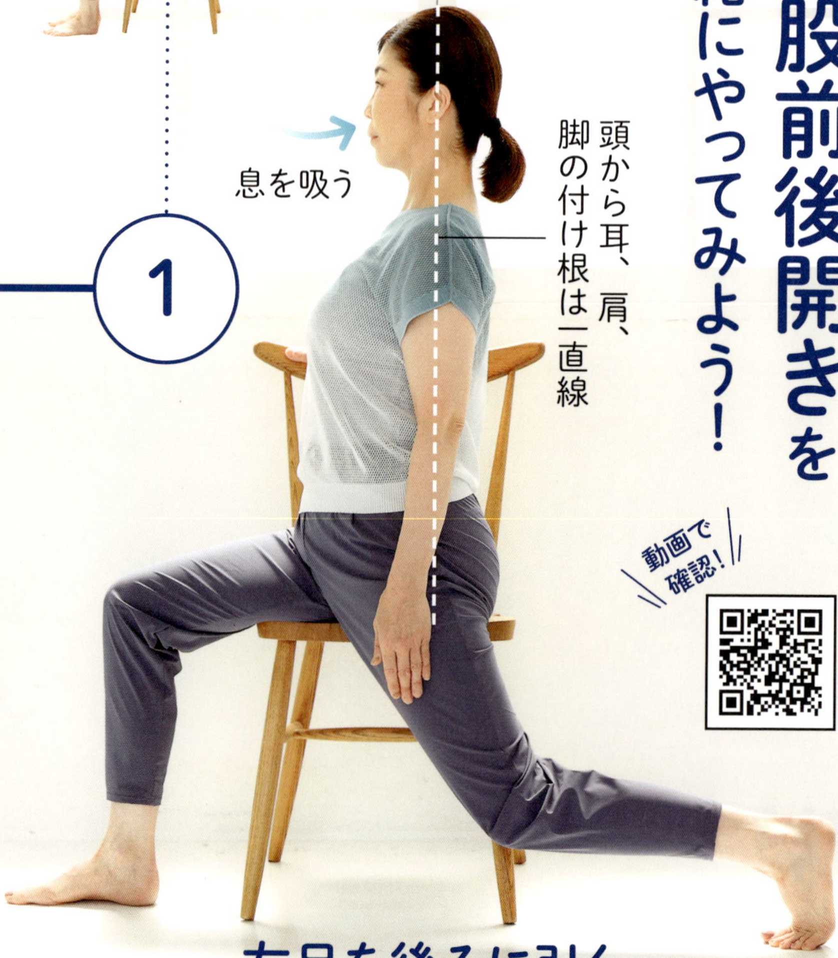

息を吸う

頭から耳、肩、脚の付け根は一直線

動画で確認！

左足を後ろに引く

右手は椅子の背もたれに添えて体を支え、左足を大きく後ろに引いてつま先を立てる。左手は体の横で下ろす。目線は正面、鼻から息を吸う。

左右入れ替えて1セット×3回

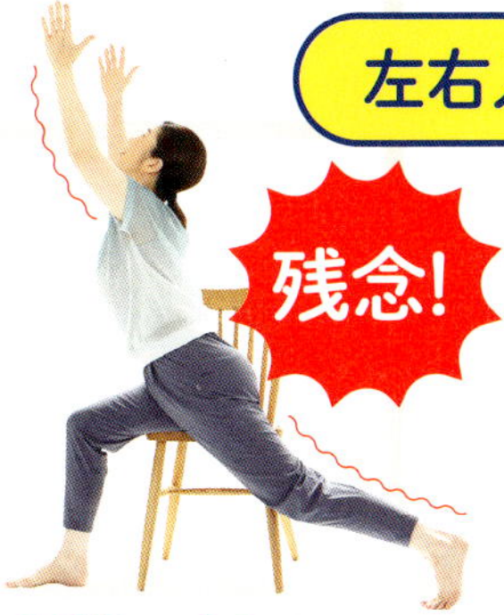

両腕につられて
上半身が前のめりに

お腹の力が抜けて前に倒れてしまうと腸腰筋が伸びない。後ろ足で床を踏んで。

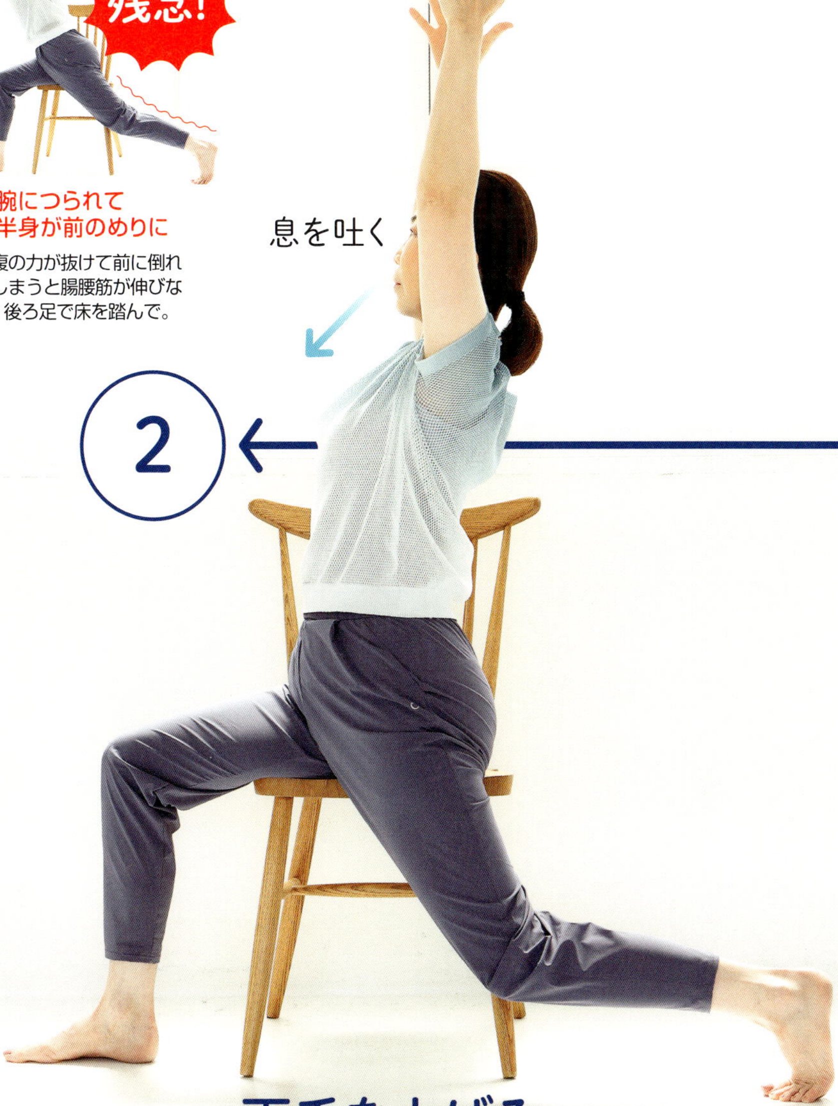

2

両手を上げる

吐きながら
5秒
キープ

息を吐いて両手を天井へ伸ばす。骨盤は立てたまま、上半身を真上に引き上げて。両腕を耳の横の位置まで上げるのを目標に。肩がすくまないように注意。

ONLY
3 POSES
2

猫の背中

背骨は、頸椎7個、胸椎12個、腰椎5個の計24個の骨がつながってできています。これら一つひとつをしっかり動かし、背骨のこわばりを取っていきます。そうすることでどこかに過度に負担がかかるのを防ぎ背骨の変形が起きにくくなります。できれば猫のように背中全体を大きく丸める→反らすを繰り返しましょう。

【猫の背中】
効果

背骨全体を動かすことで、
しっかり立てる姿勢がつくれる

肩甲骨の間にある背骨を動かして、
深い呼吸をしやすくする

背骨の周囲の筋肉を刺激し
背中のこりを解消、柔軟性アップ

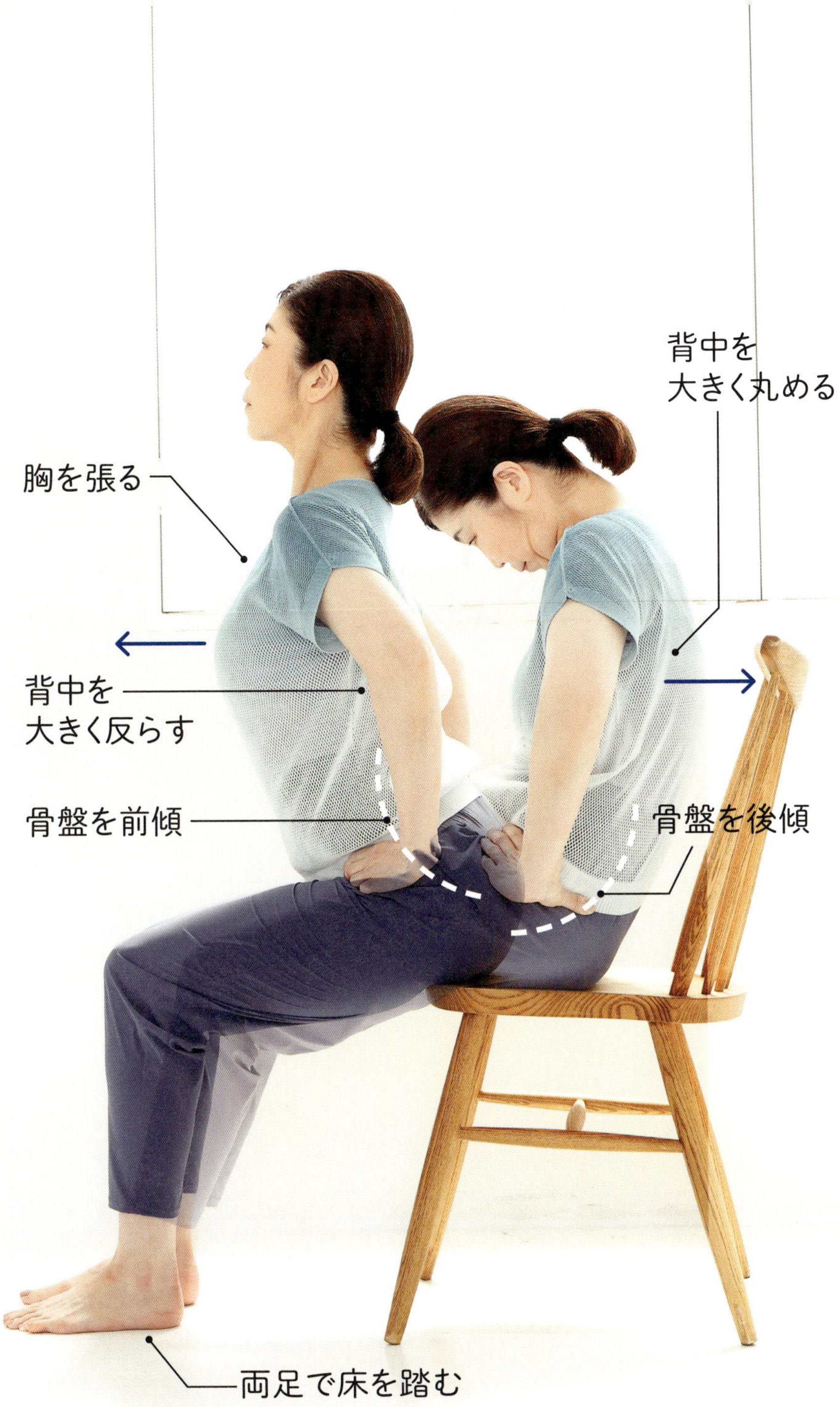
背中を
大きく丸める
胸を張る
背中を
大きく反らす
骨盤を前傾
骨盤を後傾
両足で床を踏む

ONLY 3 POSES 2

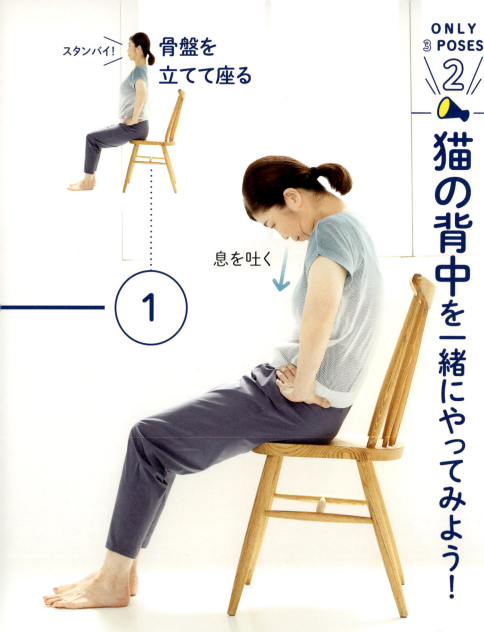

猫の背中を一緒にやってみよう!

スタンバイ!

骨盤を立てて座る

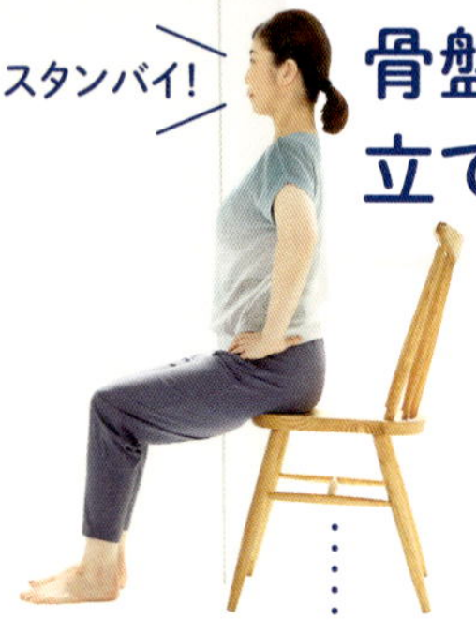

1

息を吐く

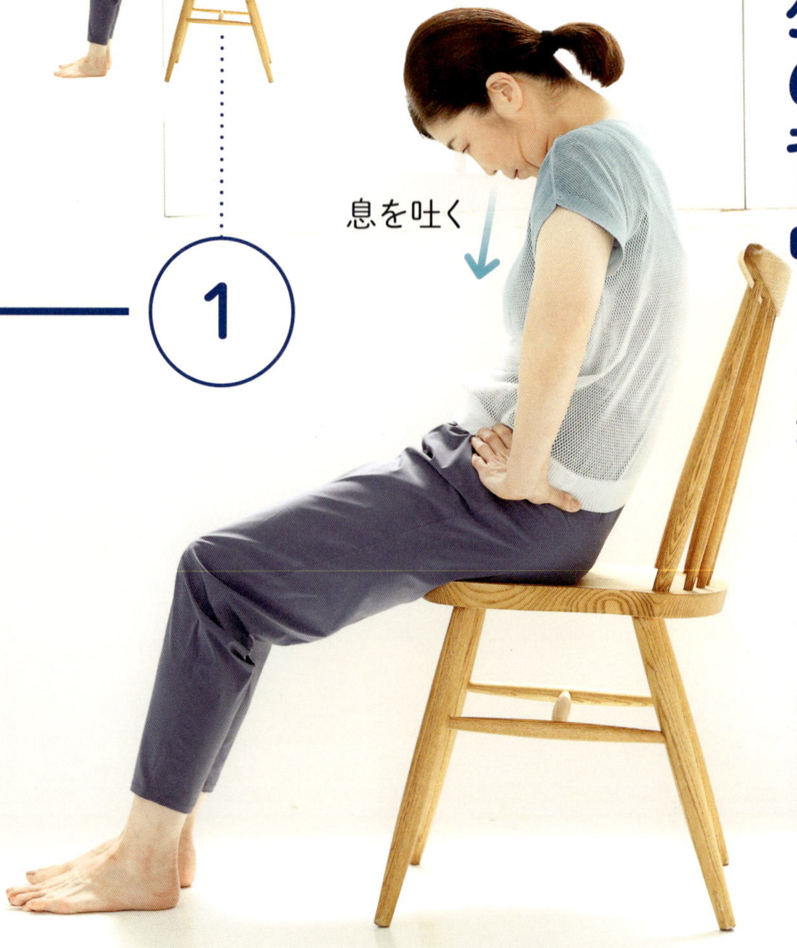

背中を丸める

手を脚の付け根に添えて息を吸ってから、吐きながら骨盤、腰、胸、首の順に背中を丸める。丸まったとき目線はお腹。胸を落とし自然な呼吸で行う。

動画で確認!

①→② 1セット×3回

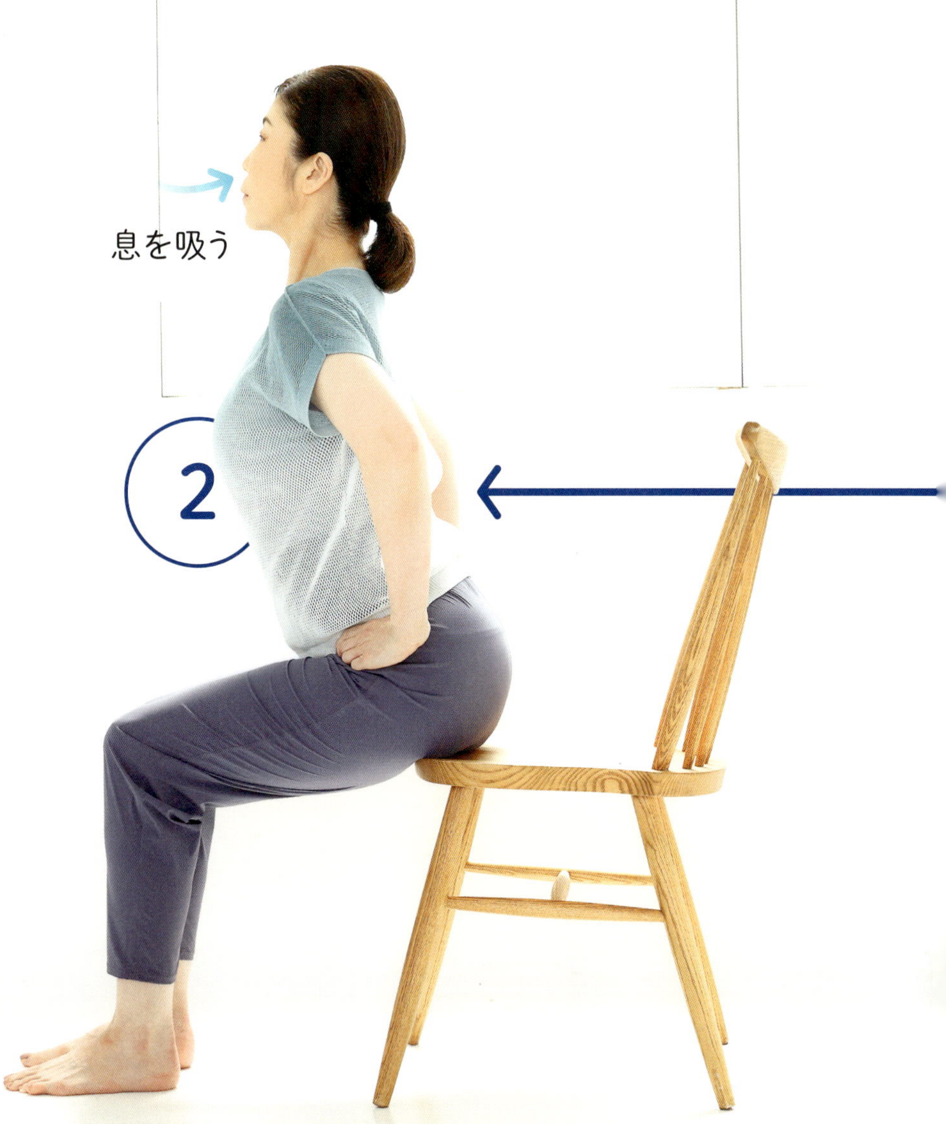

背中を反らす

息を吸いながら、骨盤、腰、胸、首の順に背中を反らせる。胸を前に押し出すイメージで、目線は前へ。腰だけを動かすと痛めやすいので注意。スタンバイの姿勢に戻る。

ONLY
3 POSES
3

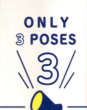

腹圧アップ呼吸

腹圧（腹腔内圧）とはお腹の内部からかかっている力のこと。この腹圧が低下すると「お腹の力が抜けた」状態になり、体全体がグラつきます。これをコントロールするのがお腹の一番奥にあり、「天然のコルセット」と呼ばれる腹横筋。この腹圧アップ呼吸でお腹をしっかりへこませることで、その腹横筋が鍛えられ体幹がしっかりします。ヨガでは、動くとき必ずこの呼吸を意識して。

【腹圧アップ呼吸】

効果

お腹の一番奥にある腹横筋を刺激し
「天然のコルセット」をつくる

「天然のコルセット」をしっかり使い
体の軸を安定させる

体幹が安定して、**腰痛の予防につながる**

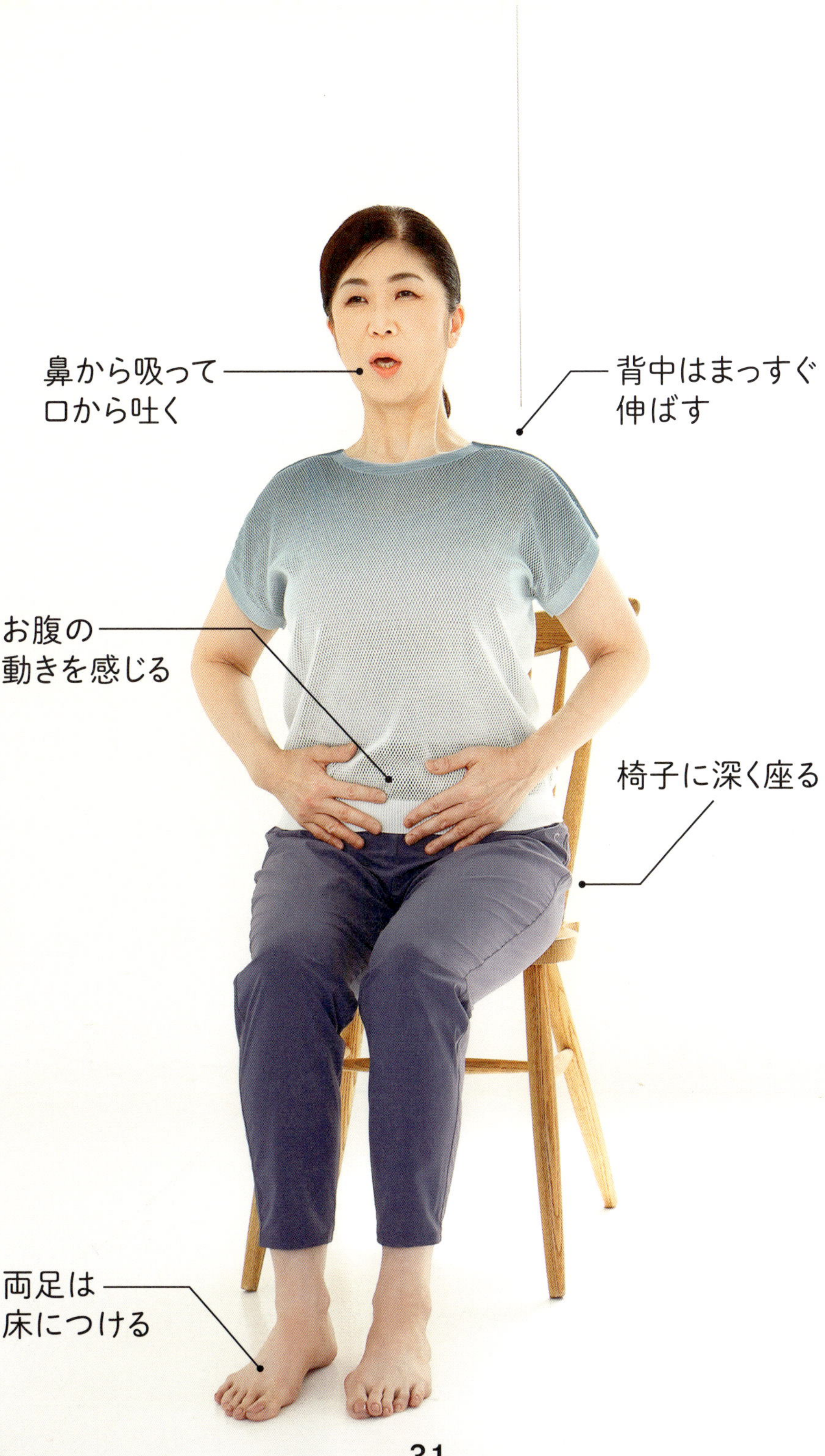
鼻から吸って
口から吐く
背中はまっすぐ
伸ばす
お腹の
動きを感じる
椅子に深く座る
両足は
床につける

ONLY
3 POSES
3

腹圧アップ呼吸と一緒にやってみよう!

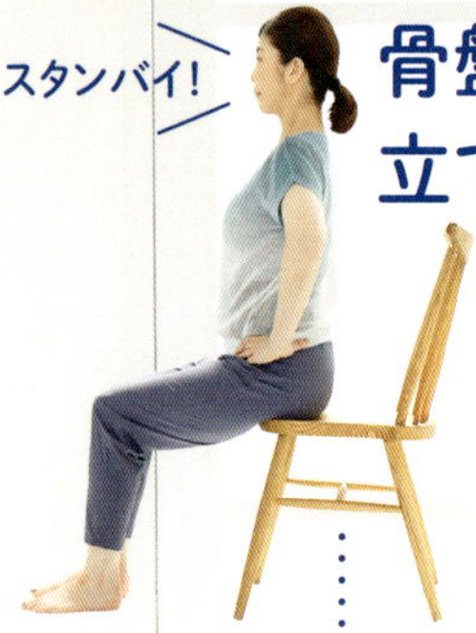
スタンバイ!
骨盤を立てて座る

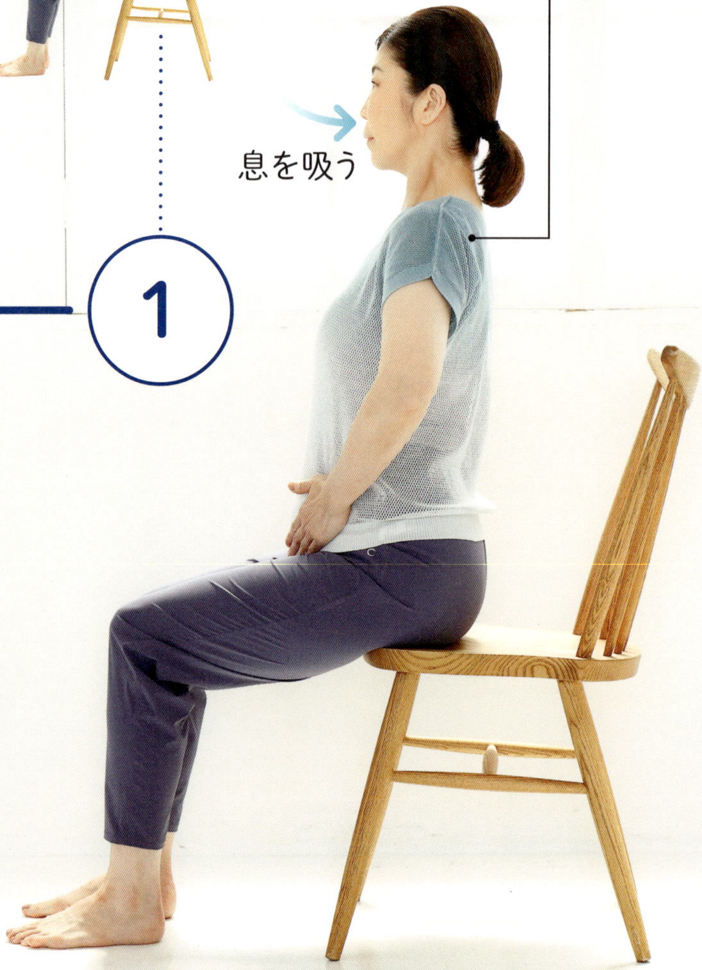
肩の力は抜く
息を吸う

1

鼻から息を吸う

4秒で吸う

両手を下腹部に添え、鼻から大きく息を4秒かけてゆっくり吸ってお腹をふくらませる。お腹は前だけでなく、横にも広がるようにイメージして。

動画で確認!

①→② 1セット×5～10回

2

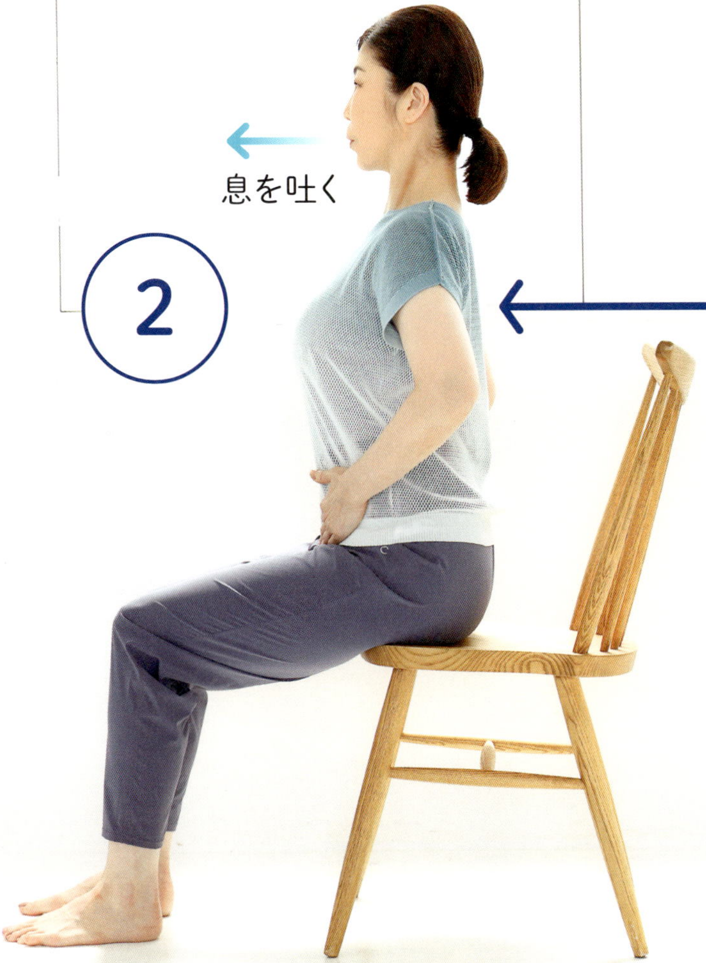

口から息を吐く

4秒で吐く

口からゆっくり4秒かけて息を吐いて、お腹をへこませる。両手でお腹の動きを確認しながら、慣れてきたら、吸うときより吐くときを2倍の長さに。

ドクターズ
コラム
01

加齢による息苦しさに胸式呼吸を

P30の「腹圧アップ呼吸」では、お腹をふくらませたりへこませたりしながら呼吸を行う腹式呼吸を紹介しました。腹式呼吸は、体幹を鍛えて腰を保護し、美しい姿勢を保つためには欠かせない呼吸ですが、同様に大切なのが胸全体を動かしながら呼吸を行う「胸式呼吸」です。

年齢を重ねると少しずつ体が硬くなるように、胸まわりの胸郭（胸椎、肋骨、胸骨で囲われた部分）も硬くなってしまいます。胸郭の中には肺と心臓が入っていますから、硬くなると肺をふくらませることが難しくなりますね。本来は、息を吸って胸に空気を入れるとボールのように胸が前後左右に広がります。加齢でこの胸郭の動きが硬くなり、肺を最大限に広げられなくなったりすると息苦しさを感じるように。特に心臓や肺に病気があるわけでもないのに、深呼吸がしにくい、息を吸うと肩が上がってしまうという人は、もしかしたら胸まわりの硬さが原因かもしれません。

息苦しさの解消のためには、下で紹介している胸式呼吸で胸まわりに空気を入れ、胸郭の硬さをほぐしていきましょう。胸まわりがほぐれて動きが出てくると呼吸のしやすさも変わってきます。

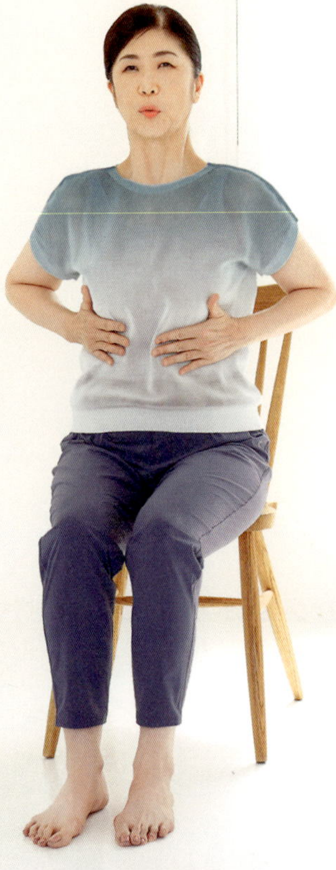

正しい姿勢で椅子に座り、左右の肋骨に両手を当てる。息を吐いておなかを最大限にへこませ、おなかをふくらませないように気をつけながら、胸に空気を入れて呼吸を行う。吸って肋骨が前後左右に広がり、吐いてしぼむ動きを両手で感じながら行って。

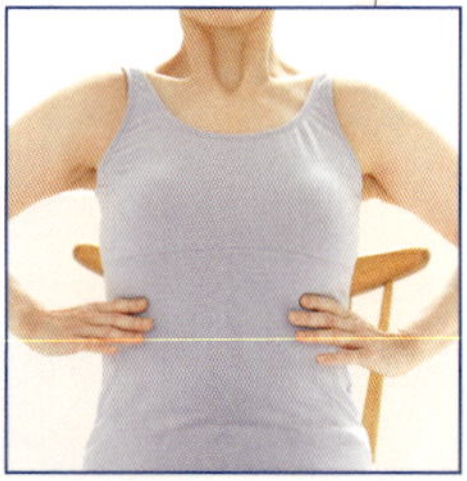

胸をふくらませる

両手を肋骨の横に添え、息を吸って胸に呼吸を入れ、肋骨を前後左右に広げる。

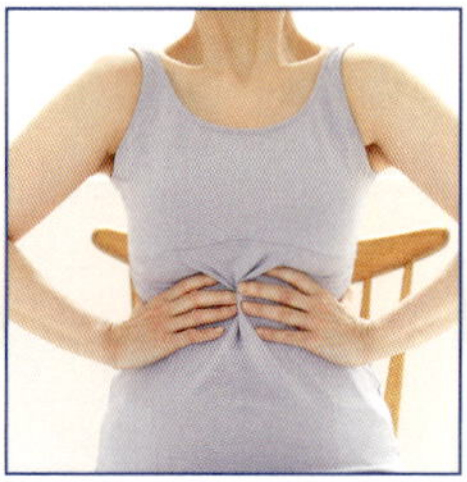

胸をしぼめる

次に息を吐きながら胸をしぼめていく。両手が体の中央に集まるのを感じて。

DOCTOR'S HOME YOGA

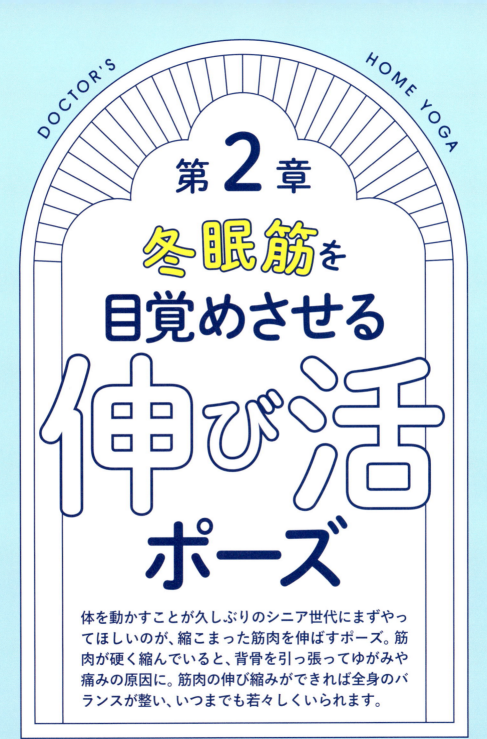

第2章

冬眠筋を目覚めさせる伸び活ポーズ

体を動かすことが久しぶりのシニア世代にまずやってほしいのが、縮こまった筋肉を伸ばすポーズ。筋肉が硬く縮んでいると、背骨を引っ張ってゆがみや痛みの原因に。筋肉の伸び縮みができれば全身のバランスが整い、いつまでも若々しくいられます。

縮こまった筋肉を伸ばし姿勢の「安定性」を取り戻す

我々人間が重力のある世界で生活していると、どうしても前傾姿勢で作業することが多くなります。お料理中も前傾になってしまうし、長時間のデスクワークによる不良姿勢やスマホ利用による巻き肩など、知らないうちに、本来理想とする姿勢を崩して生活していませんか？

背骨は腰痛、胸椎、頸椎などたくさんの小さい骨（椎体）がきれいなS字カーブを描いて積み上がっています。骨が自然と積み上がって安静した状態を解剖学の言葉で「構造的安定性」と呼びます。老化や、日々の日常生活動作のくせで筋肉がこり固まったり、体の前と後ろの筋肉のアンバランスな使い方で、骨にあちこちから負担がかかり、構造的安定性が崩れてしまうことがあります。そこに気がつかず、重力に逆らって頑張って体を立たせて生活していると、結果として骨の変形が進行していきます。背骨の構造的安定性を保つためには、硬く縮こまった筋肉を伸ばして、骨の負担をなくすことが大切なのです。

筋肉が弱って縮まると骨格が崩れ痛みに

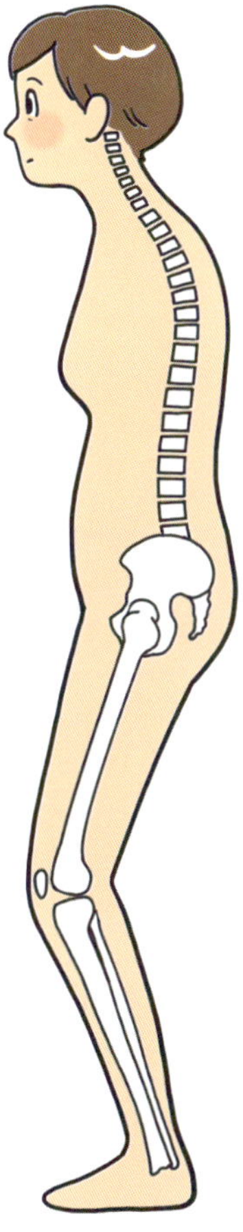

骨盤が後ろに倒れたり、猫背ぎみになったりと、現代人はS字カーブが崩れている人が多い。すると、軽い衝撃でも体の負担になり、肩こりや腰痛の原因に。

正しく背骨が積み上がった状態

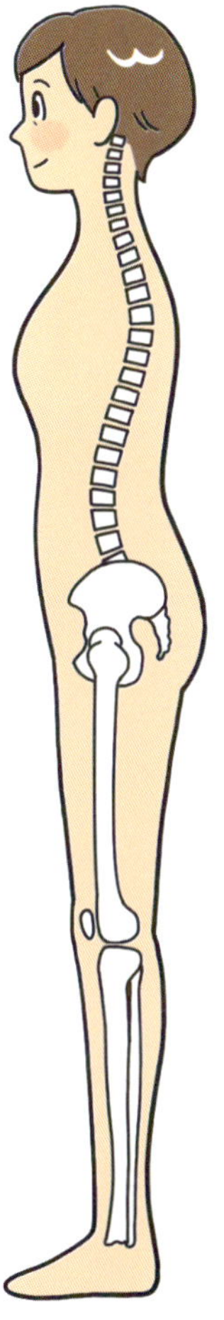

腰椎、胸椎、頸椎が正しい角度で積み上がっていると、背骨は自然なS字カーブを描く。この状態にあると、頭の重さや重力をうまく分散して支えることができる。

STRETCH POSE

椅子前屈

ハムストリングスは坐骨からひざ下までつながっている、もも裏側全体の筋肉。ここが硬くなって縮むと骨盤が下に引っ張られ猫背や腰痛の原因に。柔軟なもも裏は腰痛改善の第一歩です。

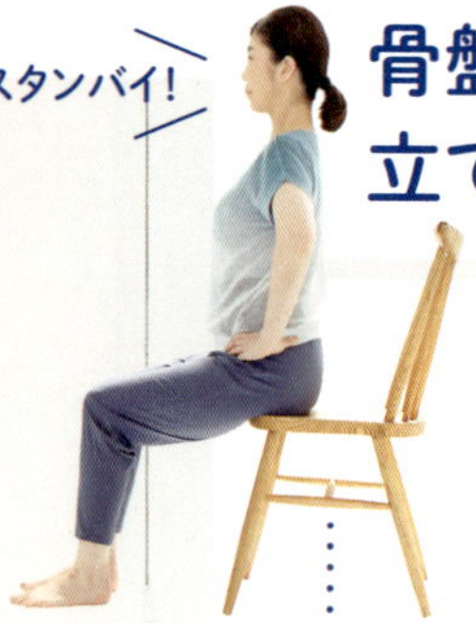

1

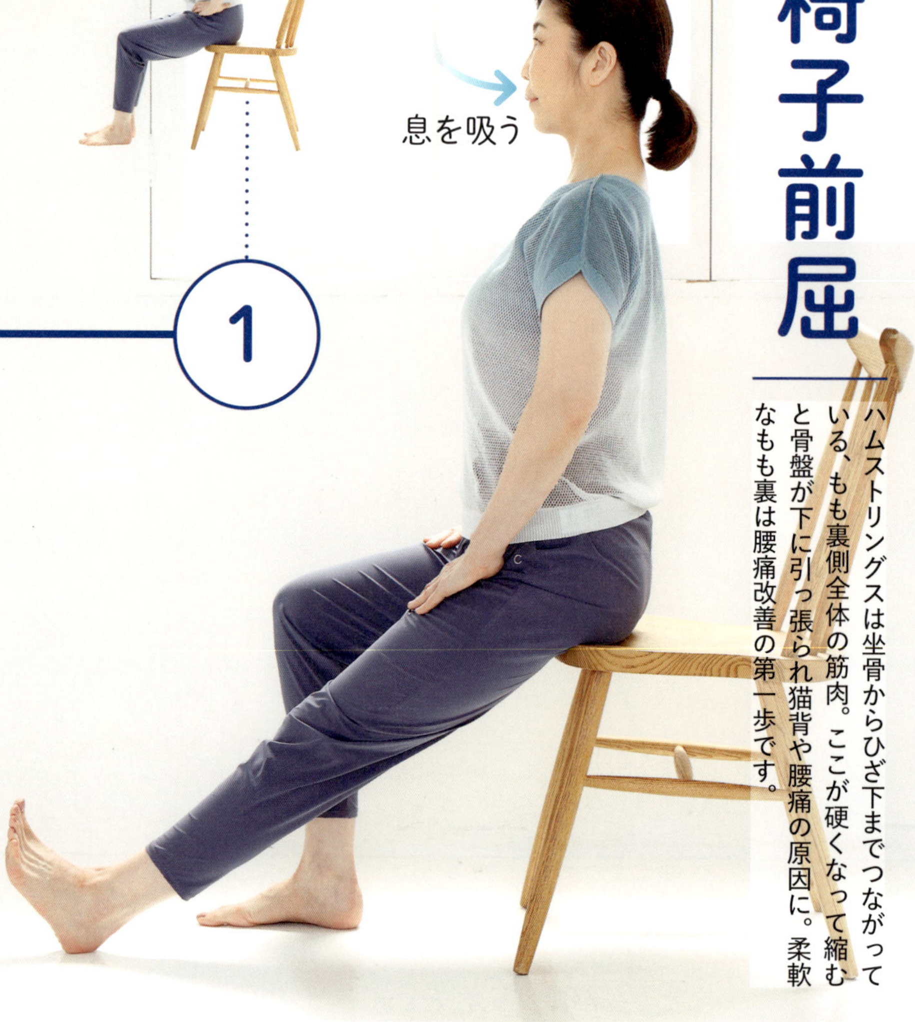

左脚を伸ばす

左脚のひざを伸ばし、かかとを床についてつま先を上げる。両手はももの上に置き、視線はまっすぐ前、背中を伸ばして息を吸う。

動画で
確認!

背中が丸まって
もも裏が伸びていない

骨盤はしっかり立てて、股関節から前屈するように。

残念!

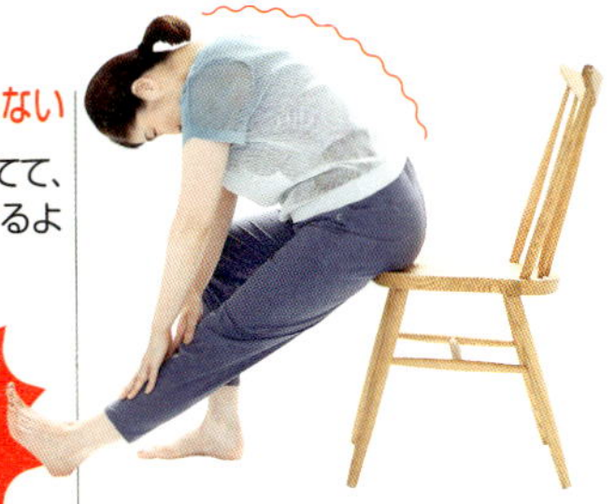

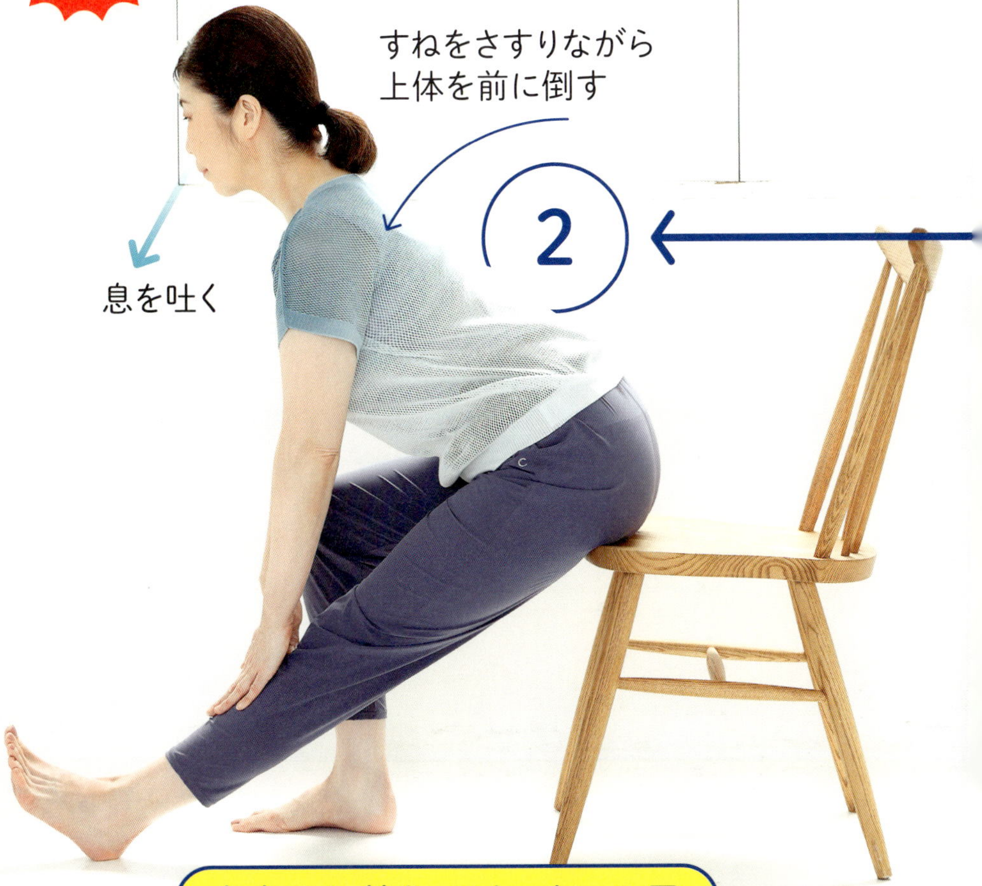

左右入れ替えて1セット×3回

両手をすべらせてすねを触る

5秒
で吐く

息を5秒かけて吐きながら両手を脚にそって前へすべらせて上体を倒し左すねを触る。背骨は伸ばしたまま、目線は少し先の床を見る。ここで1呼吸。反対側も同様に。

STRETCH POSE

体側伸ばし

ふだんは頭の上に手を伸ばす動きは少なく、脇腹の筋肉はあまり使われないので縮こまりがち。片手ずつ頭上に伸ばし、体を左右に倒してしっかり脇腹を伸ばして。

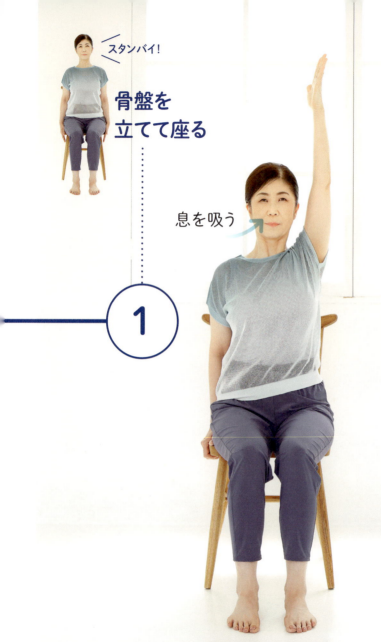

動画で確認!

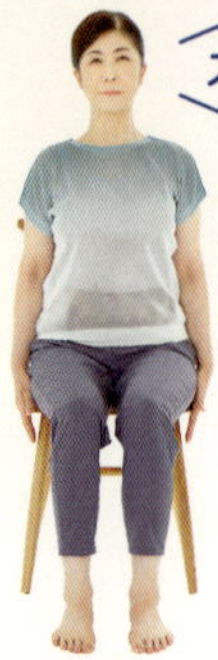

スタンバイ!

骨盤を立てて座る

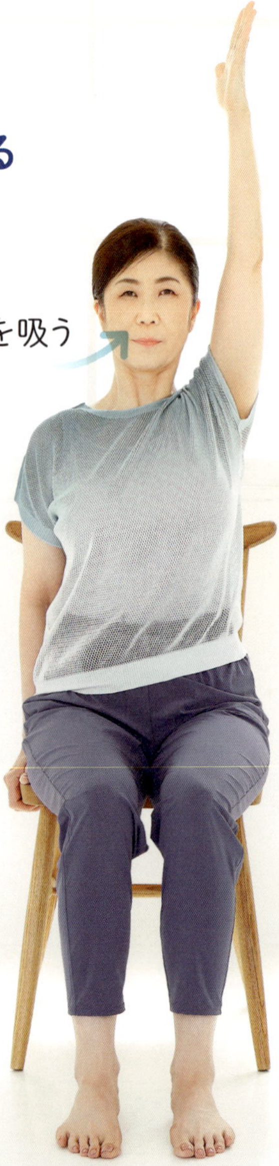

1

左腕を上げる

右手は椅子の座面において体をまっすぐに支え、お腹に軽く力を入れる。息を吸いながら、左腕を耳の横まで上げる。

2

左右入れ替えて1セット×3回

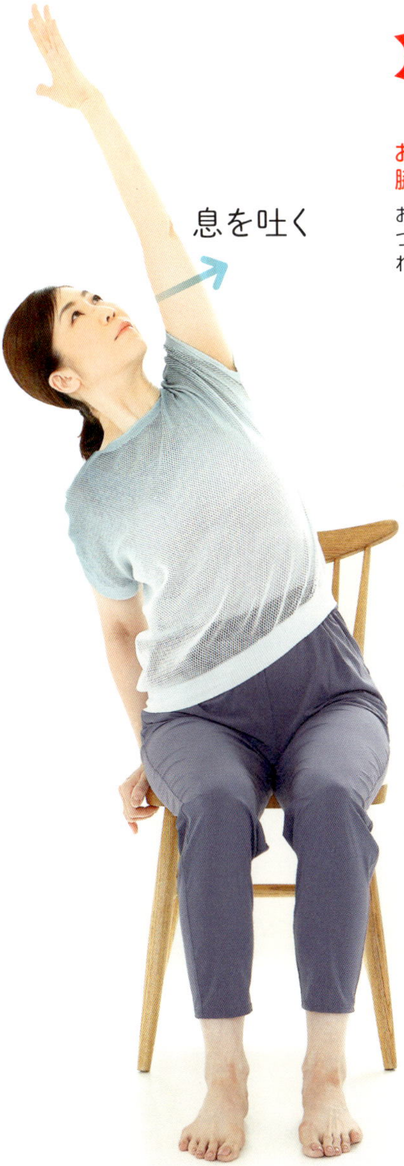

息を吐く

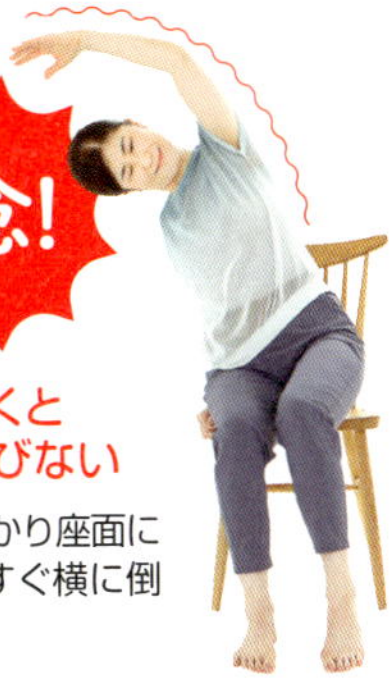

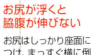

残念!

お尻が浮くと
脇腹が伸びない

お尻はしっかり座面につけ、まっすぐ横に倒れよう。

右に上体を倒す

2~3
呼吸

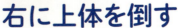

3秒で息を吐きながら上体を右に倒し、左のわき腹を伸ばす。できる人は顔を上げた腕のほうへ向ける。左のお尻が椅子の座面から浮かないように。2〜3呼吸キープし、反対側も。

STRETCH POSE

バンザイねじり

背骨の上のほうの胸椎が固いと背骨全体で動けず肩や腰に負担がかかります。頭からお尻までが串刺しされたイメージで、体の軸をまっすぐ保ってねじります。

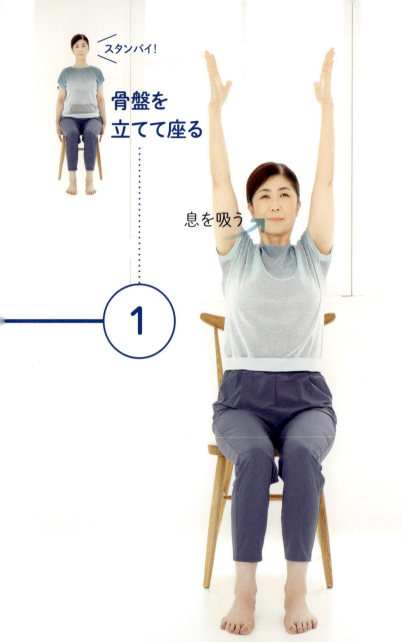

動画で確認！

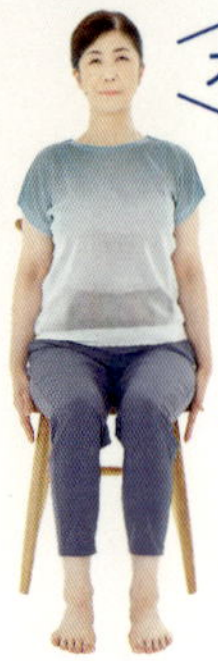

スタンバイ！

骨盤を立てて座る

1

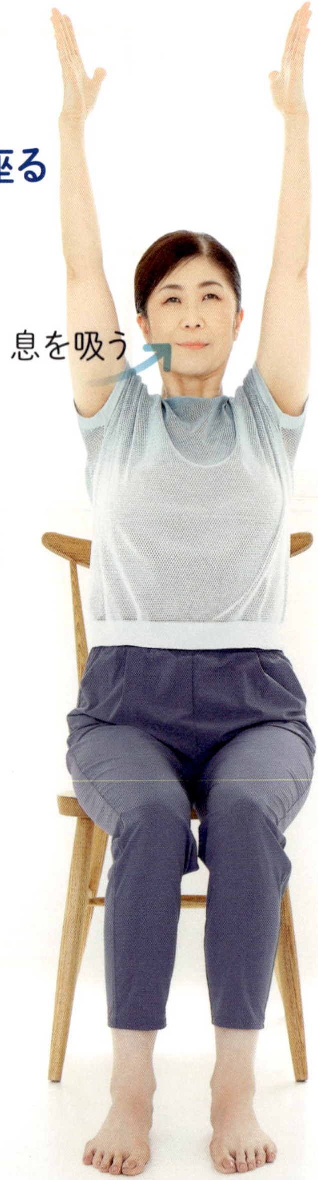

両手を上げて耳の横へ

お腹に軽く力を入れ、背骨をまっすぐ伸ばす。息を吸って両腕を耳の横まで上げる。肩が上がらないように注意して。

残念!

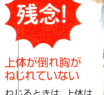

上体が倒れ胸がねじれていない

ねじるときは、上体は真上に伸ばしたまま行って。

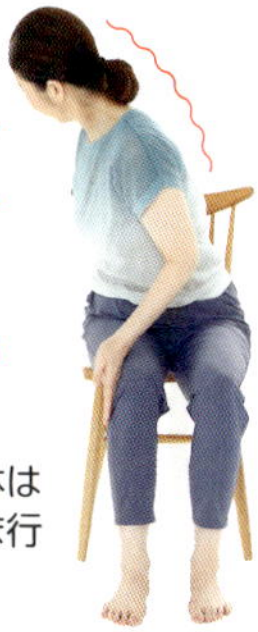

2

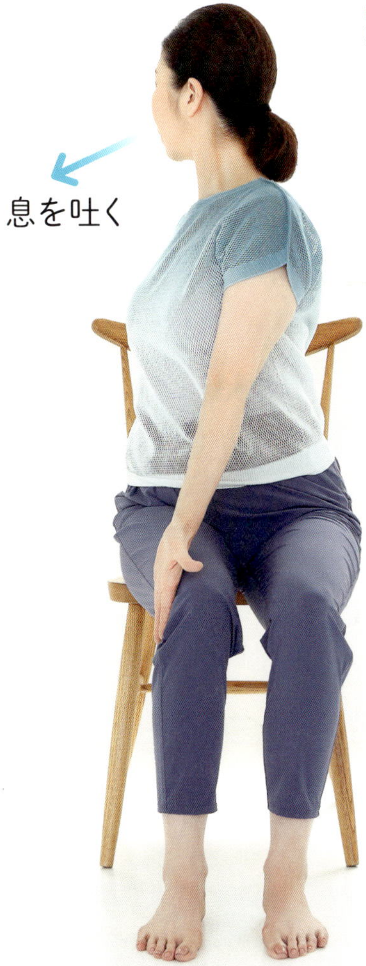

左右入れ替えて1セット×3回

上体を右にねじる

2~3
呼吸

息を吐きながら左手は右のひざ、右手は椅子の座面におき、上体を右にねじる。このまま2〜3呼吸キープする。反対側も同様に行う。

STRETCH POSE

痛点ストレッチ

ひざの関節やその周囲の腱《けん》、靭帯《じんたい》は硬くなりやすい部位。ひざのお皿を四方から押して動かし、ひざをしっかり使えるように整えます。ひざ痛予防になりひざを伸ばせるようになります。

動画で確認!

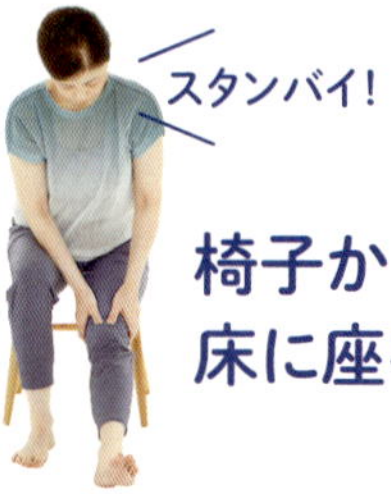

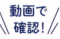

椅子か床に座る

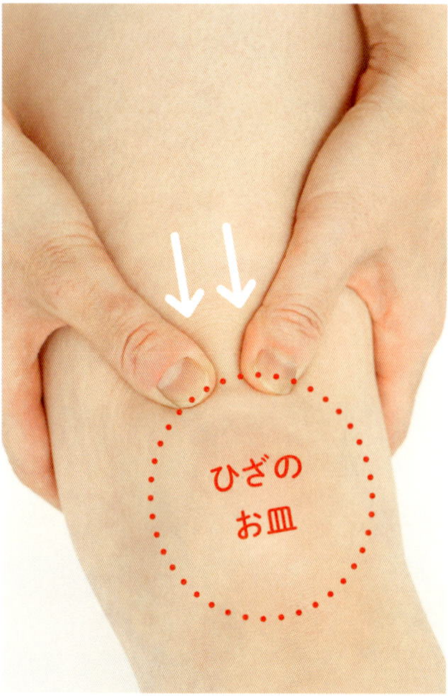

両手の親指でお皿を上から押す

左脚を伸ばしてかかとを床につけ、つま先を上げる。両手の親指を「ハ」の字にして、お皿の上に当て、ひざの中心に向かって強めに押す。床に座って行ってもOK。

両手の親指でひざを右から押す

同様に、ひざのお皿の右からひざの中心に向かって強めに押す。

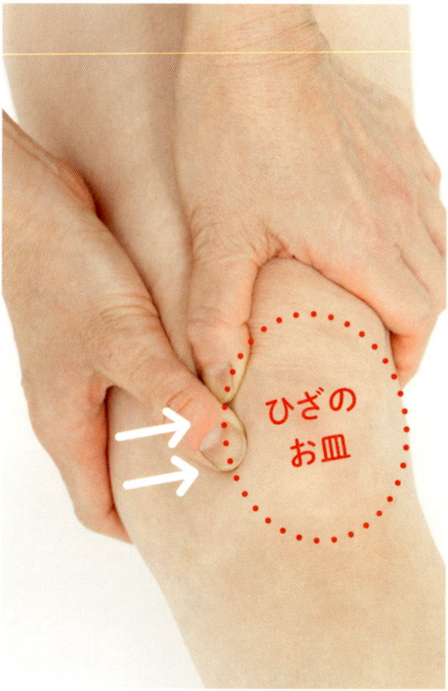

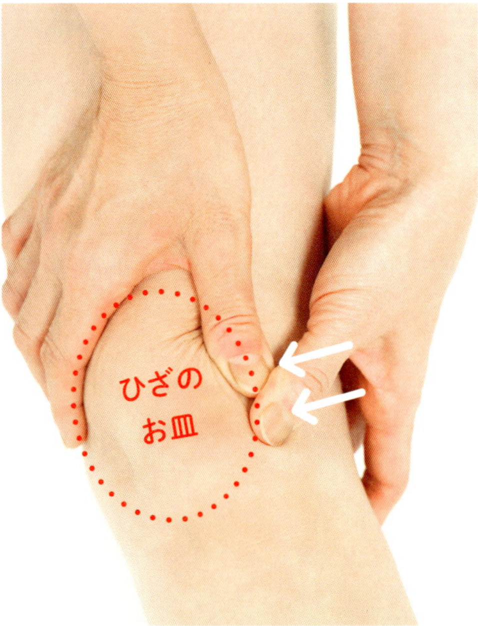

両手の親指で
ひざを
左から押す

同様に、ひざのお皿の左からひざの中心に向かって強めに押す。呼吸を止めず、反対脚も同様に行って。

両手の親指で
お皿を下から押す

同様に両手の親指をひざのお皿の下に当て、ひざの中心に向かって強めに押す。

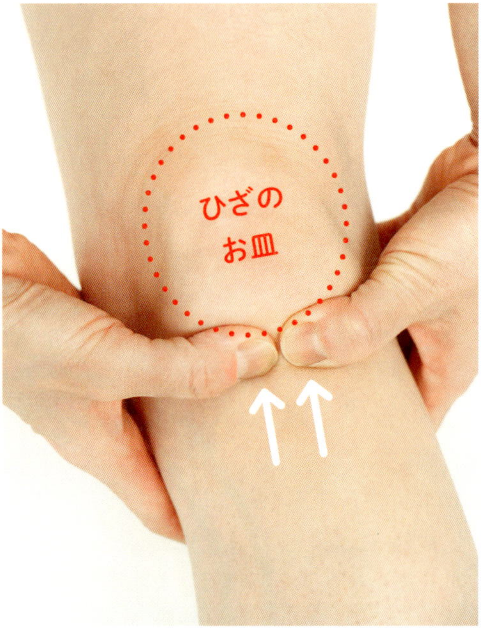

ドクターズ
コラム
02

更年期など、女性ホルモンの変化とヨガ

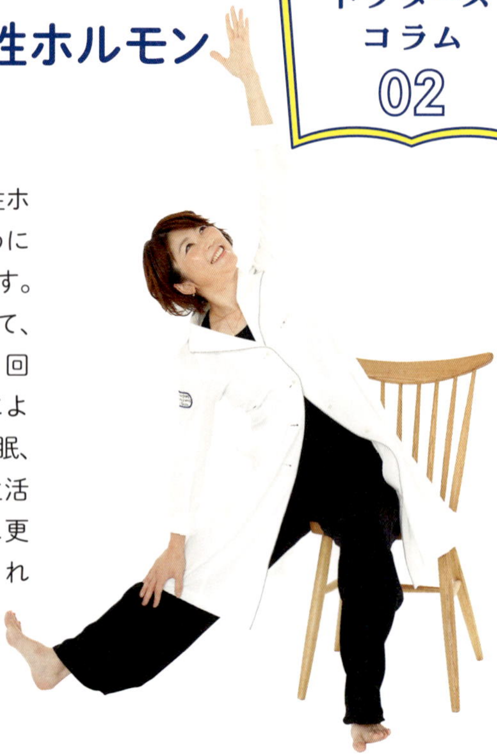

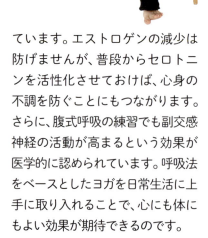

女性は一生涯にわたって女性ホルモンの影響を受け、そのために起こる体の不調が多くあります。私も、キャリア継続過程において、幾度となく女性ホルモンに振り回されています。女性ホルモンによる症状は月経痛、月経過多、不眠、うつ、更年期障害など。日常生活を困難にするものも多く、特に更年期は、これまで体を守ってくれていたエストロゲンが急激に減少するため、その変化に心身が追いつかず、不調が起きやすいときです。

これらの変化とうまく付き合っていくためには、医学的な治療とともに運動もよい効果をもたすことがわかっています。例えば、20分の腹式呼吸をすると脳の前頭前野の血流増加や血中セロトニン濃度の上昇が認められました。前頭前野は、記憶や感情の制御、行動の制御などの精神活動をつかさどっていて、脳を健康に保つためにはここの活性化がとても大切です。

セロトニンは幸せホルモンといわれ、減少するとうつや不安などの症状を引き起こすことがわかっています。エストロゲンの減少は防げませんが、普段からセロトニンを活性化させておけば、心身の不調を防ぐことにもつながります。さらに、腹式呼吸の練習でも副交感神経の活動が高まるという効果が医学的に認められています。呼吸法をベースとしたヨガを日常生活に上手に取り入れることで、心にも体にもよい効果が期待できるのです。

私も緊張したときや仕事のストレスを感じたとき、目を閉じて10分だけでも呼吸に集中する時間を取るようにしています！

DOCTOR'S HOME YOGA

第3章

姿勢や動きの土台づくり 腹活ポーズ

この章のポーズでは、お腹と背骨側両方のインナーマッスルを刺激して体を内側からしっかり支え、体に軸をつくっていきます。日常のあらゆる動作が安定していきます。

お腹と背中のサボり筋肉を鍛えて姿勢や動きを安定させる

ヨガのポーズを練習することはいわゆるアイソメトリック運動（筋肉の長さ、関節の角度を変えずに筋肉を使う運動）だと言えます。前の章では「構造的安定性」を向上するため、筋肉のストレッチを行いました。「一生歩ける体」のために、もうひとつカギになるのが「機能的安定性」です。これは姿勢維持や歩行の際に関節を安定した状態で使っているかということです。体幹の機能的安定性のためにはお腹まわりをコルセットのように支える腹横筋や、背骨の中心の筋肉、多裂筋を強くすることが大切。具体的にはまずは腹式呼吸でその筋肉を目覚めさせていきます。お腹を鍛えることは、動きの向上やけが防止にも効果的です。

ヨガで刺激する
体幹のインナーマッスル

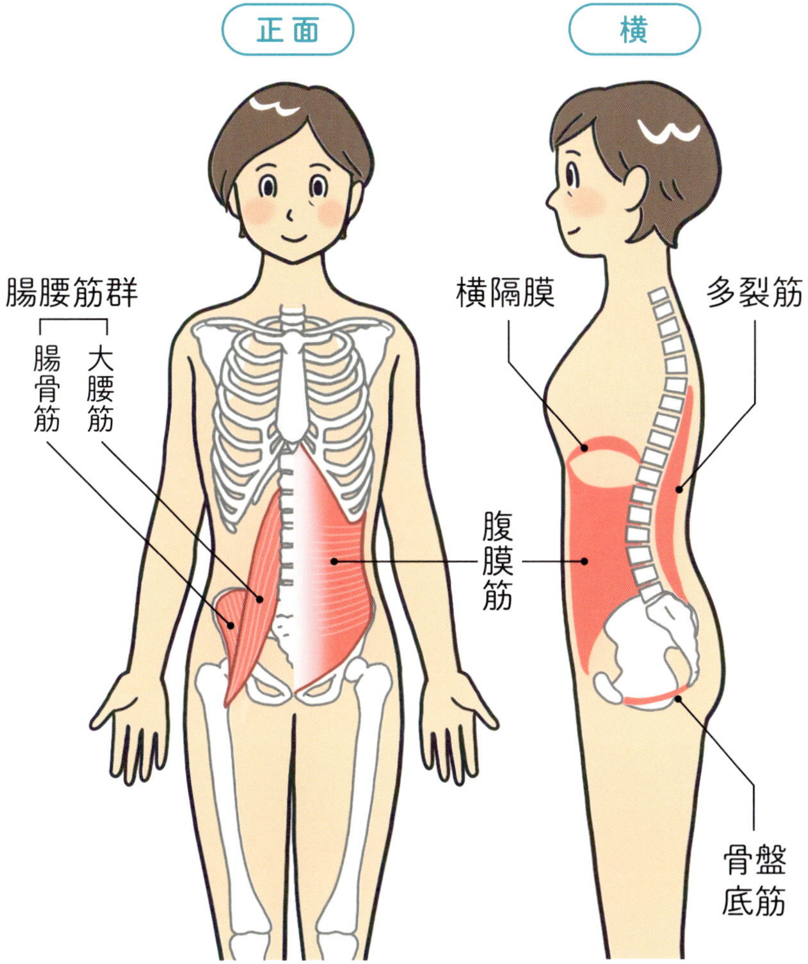

多裂筋、腹横筋は体の中心のインナーマッスルと呼ばれる体の深部の筋肉。ここが強化されると体の軸（体幹）が安定し、大きい動作が楽に。ヨガの呼吸では、これらの筋肉を一気に鍛えることができます。

CORE TRAINING

壁まっすぐ立ち

年齢が進むと筋肉が低下し立ち姿勢も前や後ろに重心がズレてしまいます。壁を使って、「まっすぐ立つ」ことを体に覚えさせましょう。ヨガの「ターダーサナ」です。

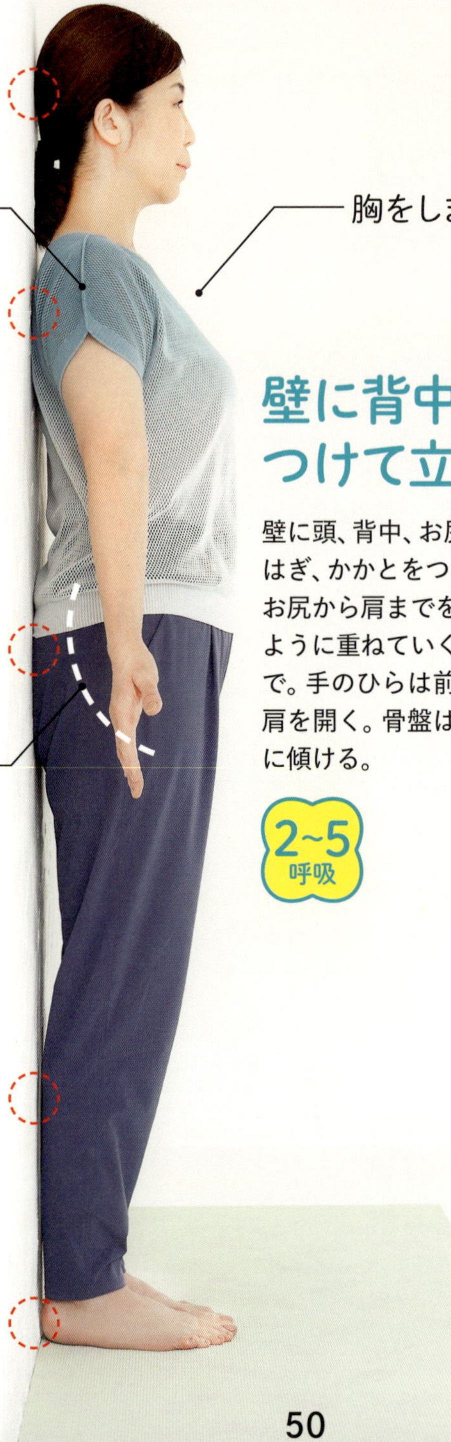

壁に背中をつけて立つ

壁に頭、背中、お尻、ふくらはぎ、かかとをつけて立つ。お尻から肩までを積み木のように重ねていくイメージで。手のひらは前に向けて肩を開く。骨盤は少し後ろに傾ける。

2~5 呼吸

動画で確認!

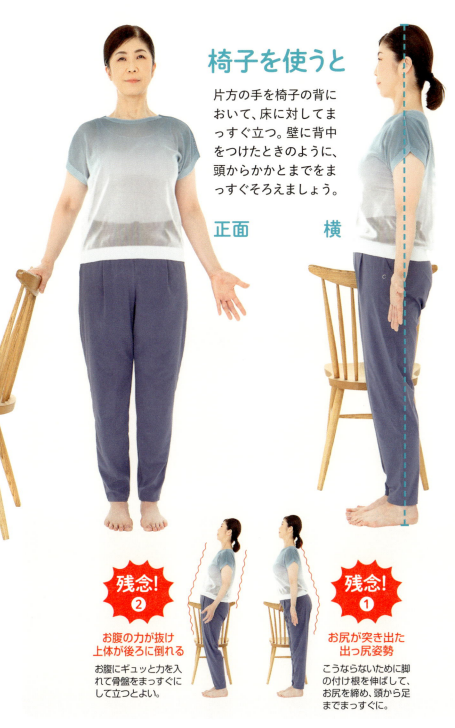

椅子を使うと

片方の手を椅子の背において、床に対してまっすぐ立つ。壁に背中をつけたときのように、頭からかかとまでをまっすぐそろえましょう。

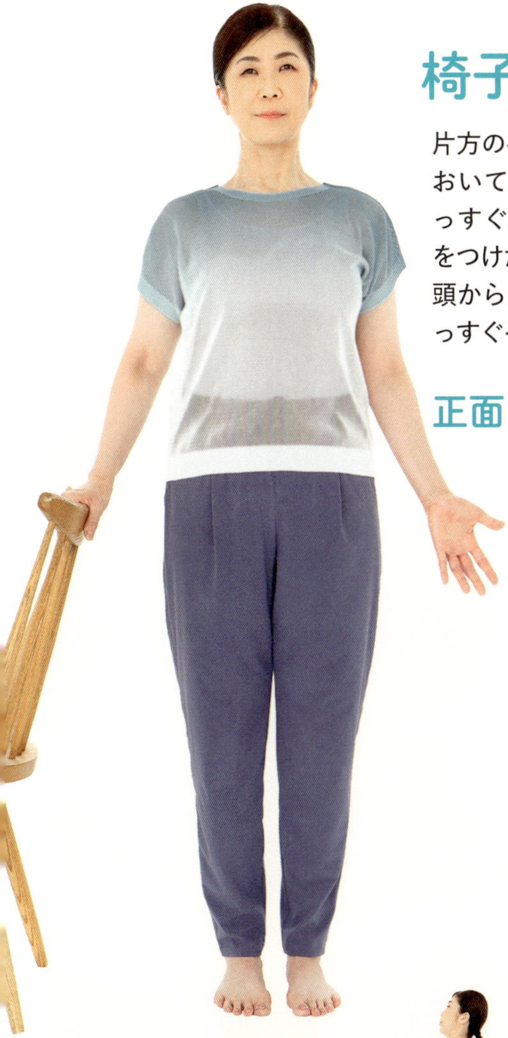

正面

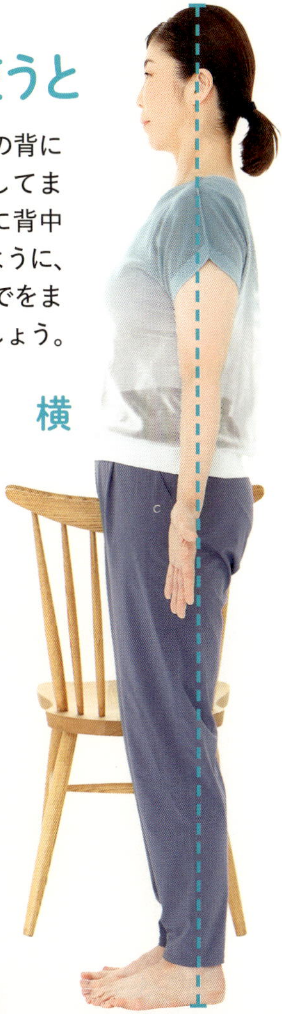

横

残念! ②

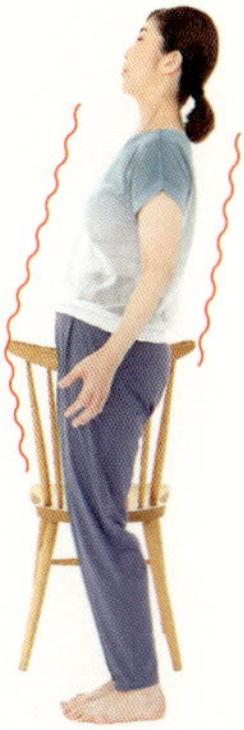

お腹の力が抜け
上体が後ろに倒れる

お腹にギュッと力を入れて骨盤をまっすぐにして立つとよい。

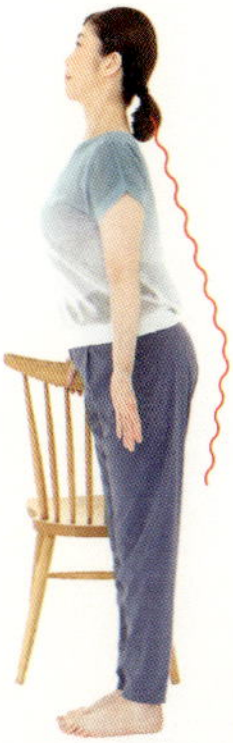

残念! ①

お尻が突き出た
出っ尻姿勢

こうならないために脚の付け根を伸ばして、お尻を締め、頭から足までまっすぐに。

手足対角線

体を動かすときに反射でキュッと縮まって安定性を保ってくれるのが腹横筋と背骨についている多裂筋です。ここでは多裂筋を刺激していきます。

1

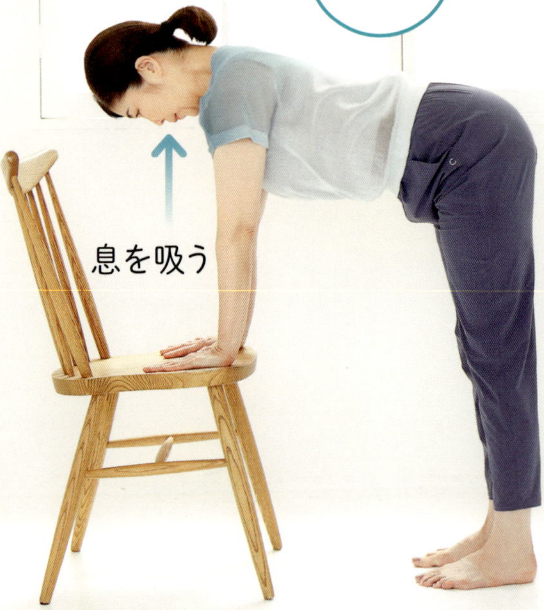

椅子に両手をつく

椅子の正面に立ち、両手を座面につく。肩の下に手首、腰の下に足首がくる位置を探して。背骨はまっすぐ伸ばし、息を吸う。

動画で確認!

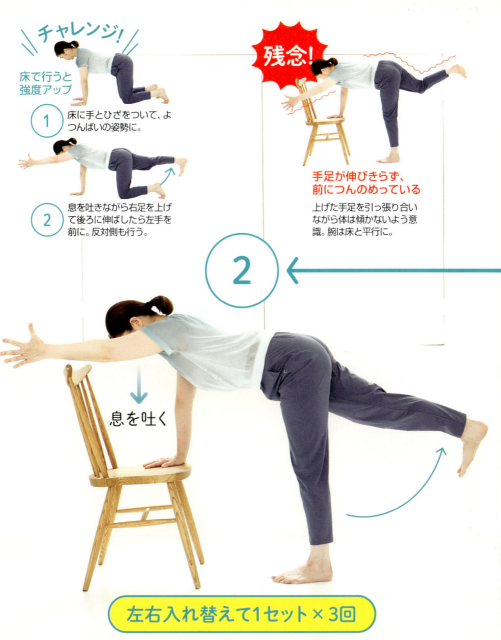

チャレンジ！

床で行うと強度アップ

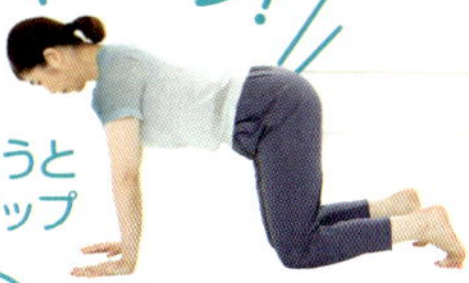

① 床に手とひざをついて、よつんばいの姿勢に。

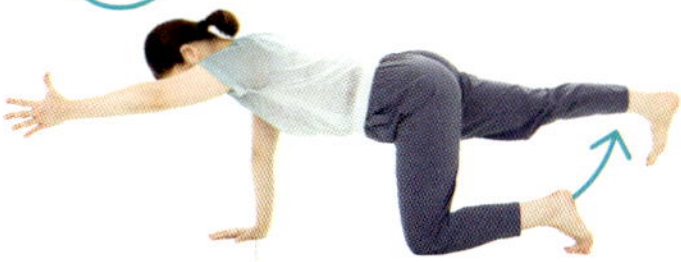

② 息を吐きながら右足を上げて後ろに伸ばしたら左手を前に。反対側も行う。

残念！

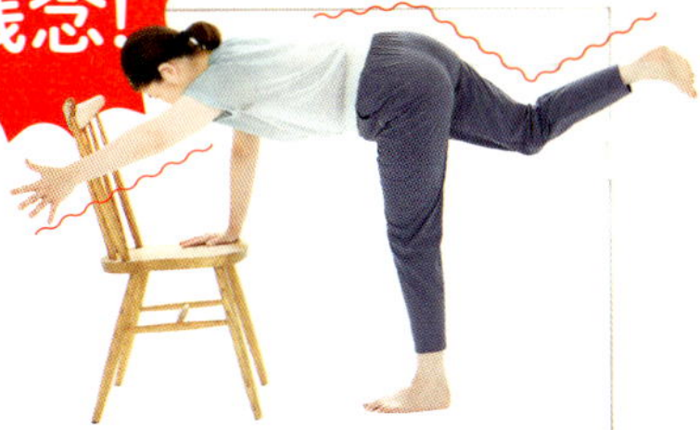

手足が伸びきらず、前につんのめっている

上げた手足を引っ張り合いながら体は傾かないよう意識。腕は床と平行に。

2

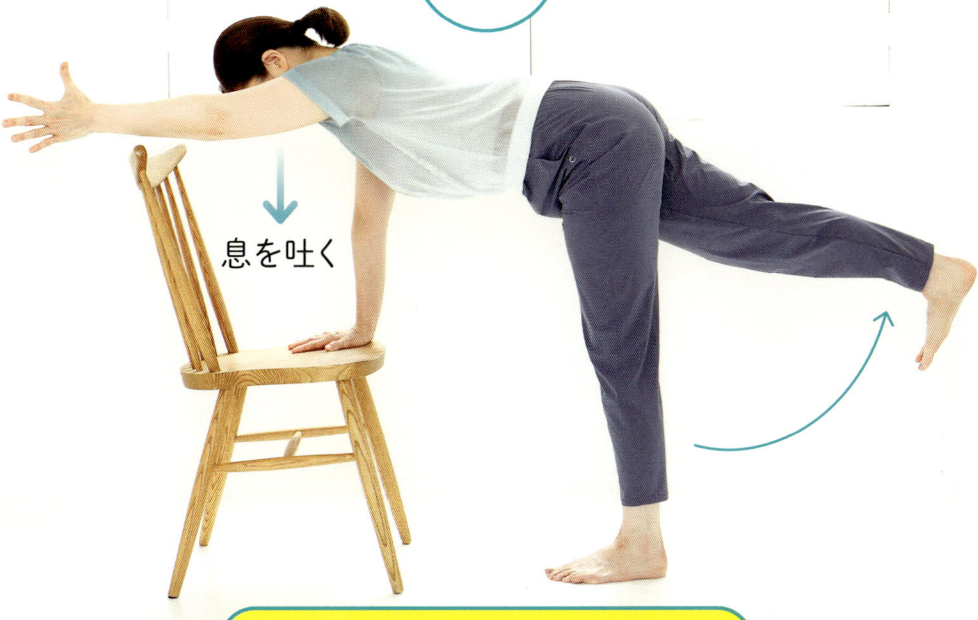

左右入れ替えて1セット×3回

右足と左手を上げる

2 呼吸

息を吐きながらゆっくり右足を後ろに伸ばし、体勢が安定したら一度息を吸って吐きながら左手を上げる。手足を引っ張り合う。ここで2呼吸する。反対側も行う。

CORE TRAINING

ボート

脚の付け根から腰椎（背骨の下部）にかけてついている筋肉・腸腰筋群も歩行時に大切。ボートのポーズでこれを鍛えましょう。背骨のS字カーブが整い姿勢が改善します。

1

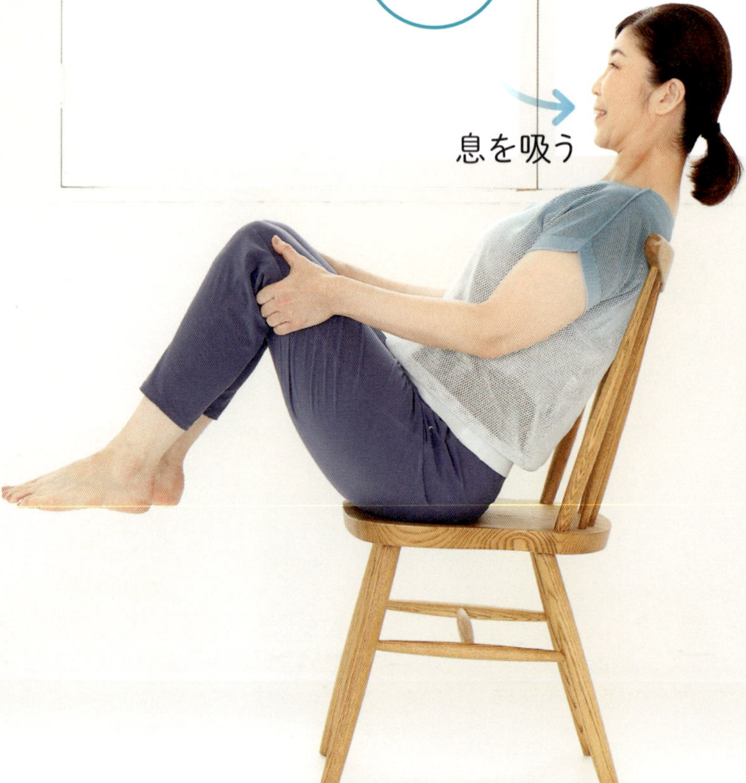

両ひざを抱えて
上半身は背もたれに

背中は倒して椅子の背もたれにつけてもも裏に両手を添え、息を吸って両脚を一気に持ち上げる。背中が丸まらないように注意して。

動画で確認！

1セット×1回

2

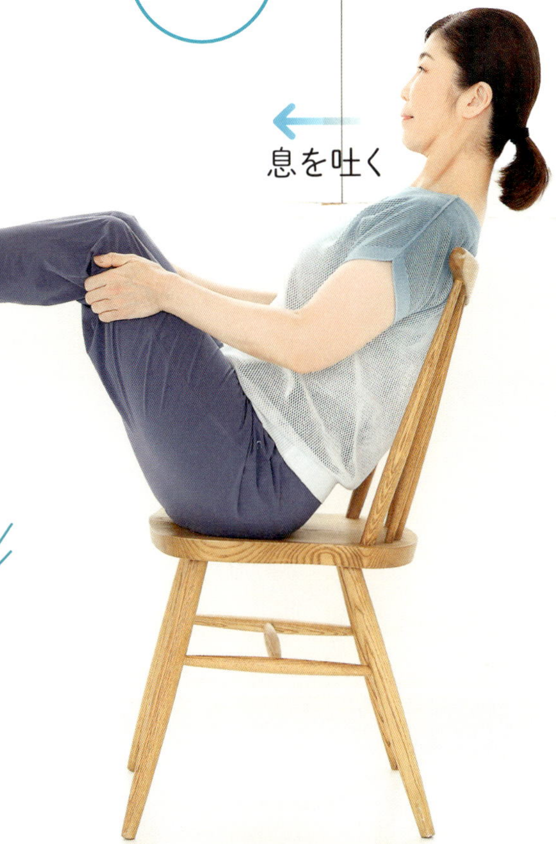

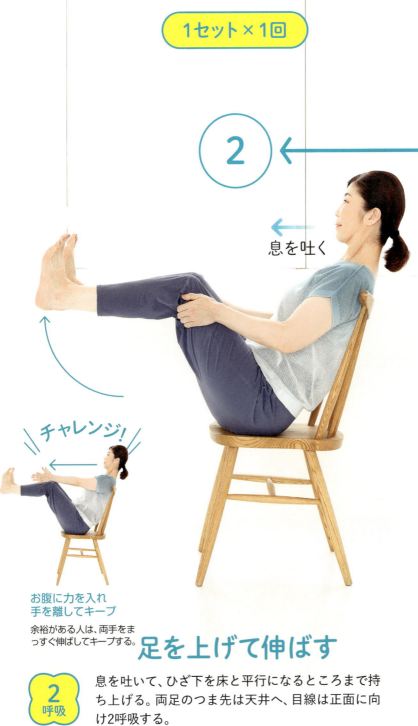

チャレンジ!

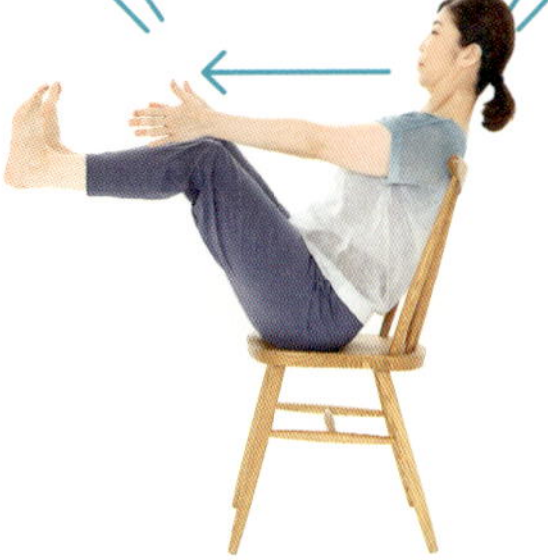

お腹に力を入れ
手を離してキープ

余裕がある人は、両手をまっすぐ伸ばしてキープする。

足を上げて伸ばす

2
呼吸

息を吐いて、ひざ下を床と平行になるところまで持ち上げる。両足のつま先は天井へ、目線は正面に向け2呼吸する。

ドクターズ
コラム
03

関節の変形はなぜ起こる?

P37で紹介したように、個人差はあるものの、身体を構成する骨は積み木のように積んだら安定するようにできています。けれども、若い頃のけがや加齢により、じん帯や筋肉に変化が起きたり、軟骨成分が劣化すると関節の安定性は損なわれ、その関節だけでなくまわりの関節にまで悪影響が生じてしまいます。かつてのけがや傷害は変えることはできませんが、全身の筋肉をストレッチし、筋肉の柔軟性を上げることで、関節への負担は減らせます。

そして運動以外にも生活環境の整備も大切です。右側のイラストを見てください。例えば、毎日机の前に座る習慣がある人は、背中をまっすぐに伸ばした状態で作業できるといいですね。このイラストでは、パソコンのモニターの高さを調整している様子を示しています。机や椅子の高さを合わせるといったささいなことが、数年後の関節の変形予防につながります。

①毎日のストレッチで関節の負担を軽減し、②関節の動きをしっかりと確保したうえで、③筋肉を鍛え、関節や体を支える力をつけること、これらすべてが関節のために必要なのです。

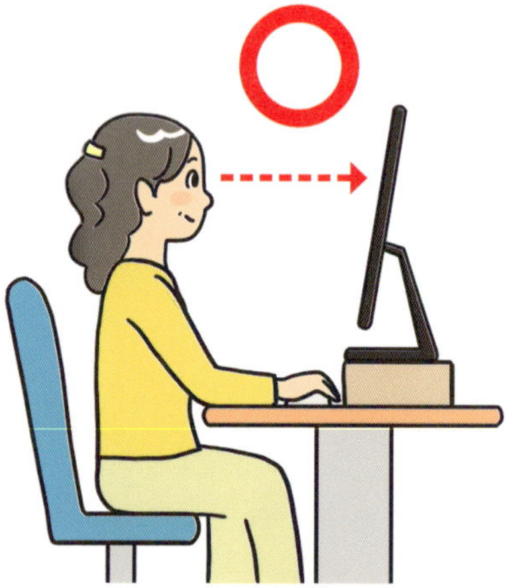

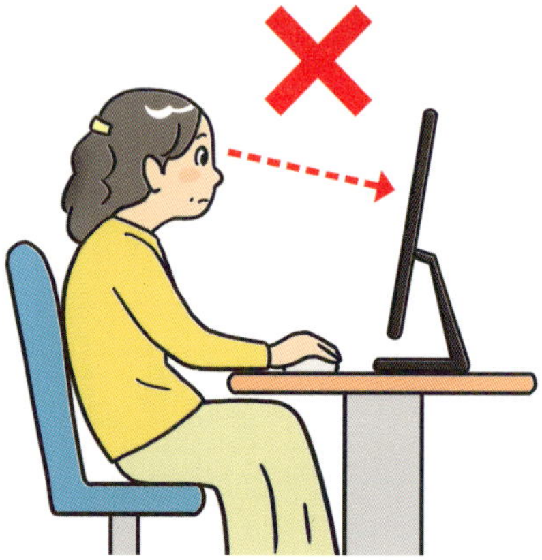

DOCTOR'S HOME YOGA

第4章

可動域を広げてケガ予防

動いてストレッチ

動きながら大きく筋肉を刺激して関節の可動域を広げるポーズを紹介します。関節の可動域が広がると、血液の流れもよくなり、動きが滑らかに。運動効果も高まります。

大きく動きながらのストレッチで関節可動域を広げて動作をスムーズに

第2章では、筋肉の縮こまりからくる背骨の不安定さを改善して、どこかに負担がかからないようにするためのストレッチポーズを紹介しました。第3章では、呼吸法や体幹を鍛えるポーズでお腹まわりや背中の筋肉を育て、動きの安定をつけていきました。さらにこの章では、動きながら全身の筋肉をストレッチして関節可動域を広げるポーズを紹介します。これにより大きな動きが可能な体をつくっていきましょう。体の基礎づくりに加えて、より日常生活での動きにつなげていきます。

関節可動域とは、本来関節が動ける範囲のこと。靭帯《じんたい》や腱《けん》、筋肉など関節まわりの組織が硬くなるとそれが小さくなります。関節の負担を少なくして、肩こりや腰痛、ひざ痛などを防ぐためには関節可動域を狭くしないことが大切。それがスムーズな体の動きにもつながります。

この章のポーズはここまでよりも動きが大きくなるので、腹式呼吸を使ってお腹に力を入れることを忘れずに、安全に動いていきましょう。

筋肉と関節の関係

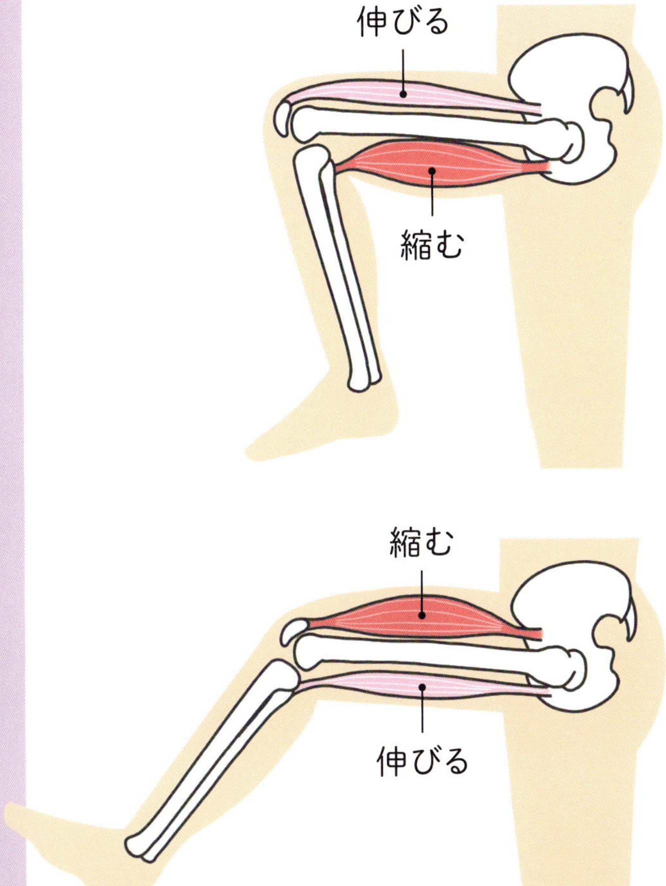

筋肉は骨に沿って関節と関節にまたがって付着していて関節の動きは筋肉の収縮によって起こります。上のようにひざを伸ばす際には、もも前の大腿四頭筋が収縮し、その反対側についているもも裏のハムストリングスが緩み、ひざを曲げる際は逆になる。

DYNAMIC POSE

脚なぞり

お腹に力を入れてバランスをとりながら、上半身を大きく動かします。股関節から体を折り曲げ、筋トレとストレッチの相乗効果を狙いましょう。

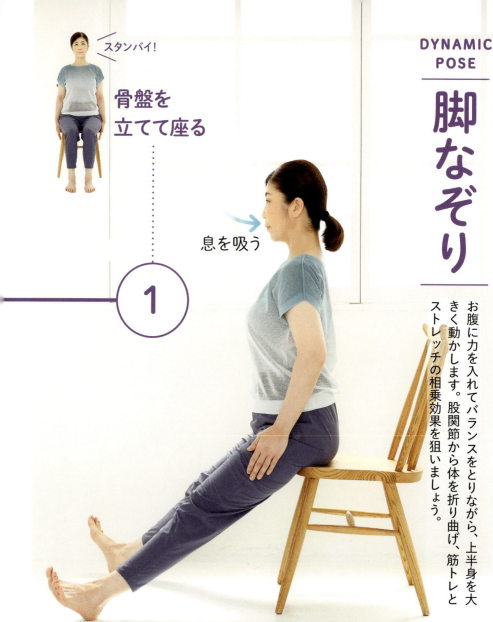

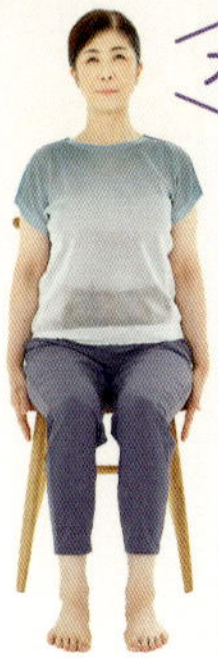

骨盤を
立てて座る

1

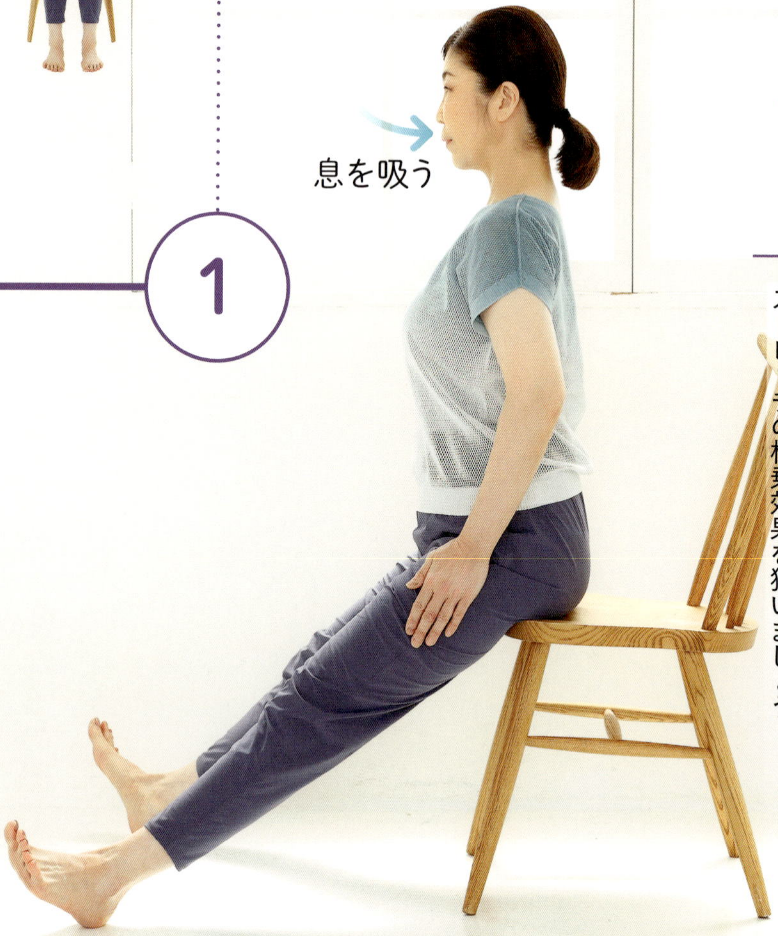

両足を開いて座る

椅子に座った姿勢から両ひざを伸ばしてかかとを床につけ、足を肩幅ぐらいに広げ、つま先を上げる。両手は太ももの横に添える。背中を伸ばして息を吸う。

動画で
確認!

1セット×3回

2

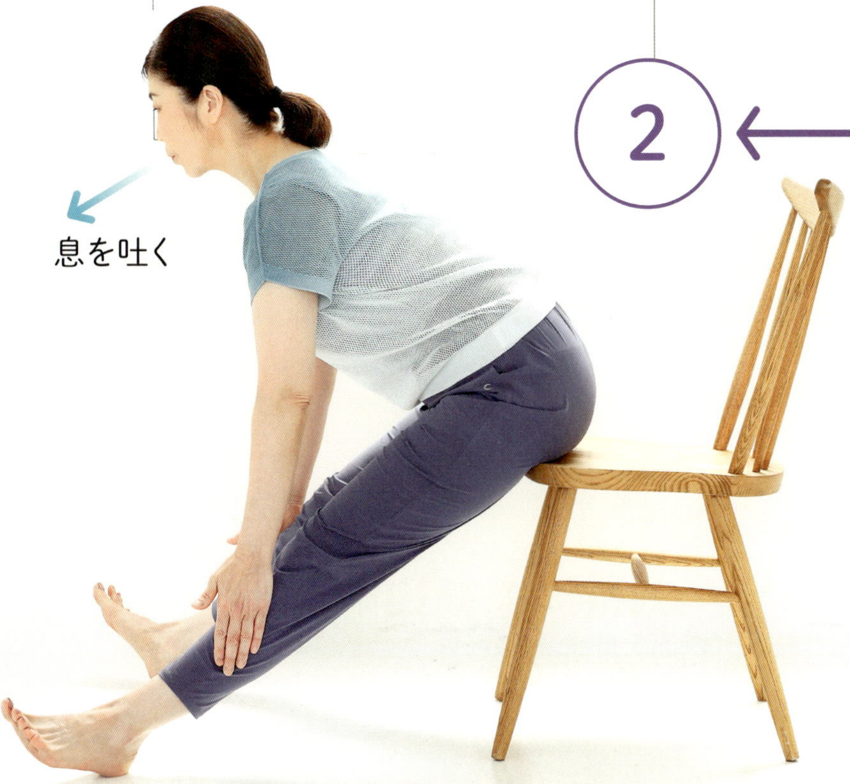

上体を倒してすねを触る

息を吐きながら上体を前に倒し、足にそって両手をすべらせてすねの横を触る。背中はまっすぐ、目線は正面。

DYNAMIC POSE

椅子のねじり

ウエストから上を深くねじっていきます。このポーズは、お腹や背骨まわりの筋肉をほぐして内臓も刺激！　しっかり呼吸しながら行って。

スタンバイ！

骨盤を立てて座る

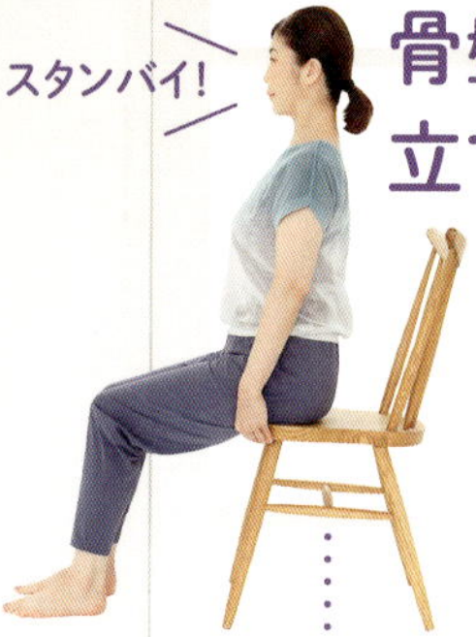

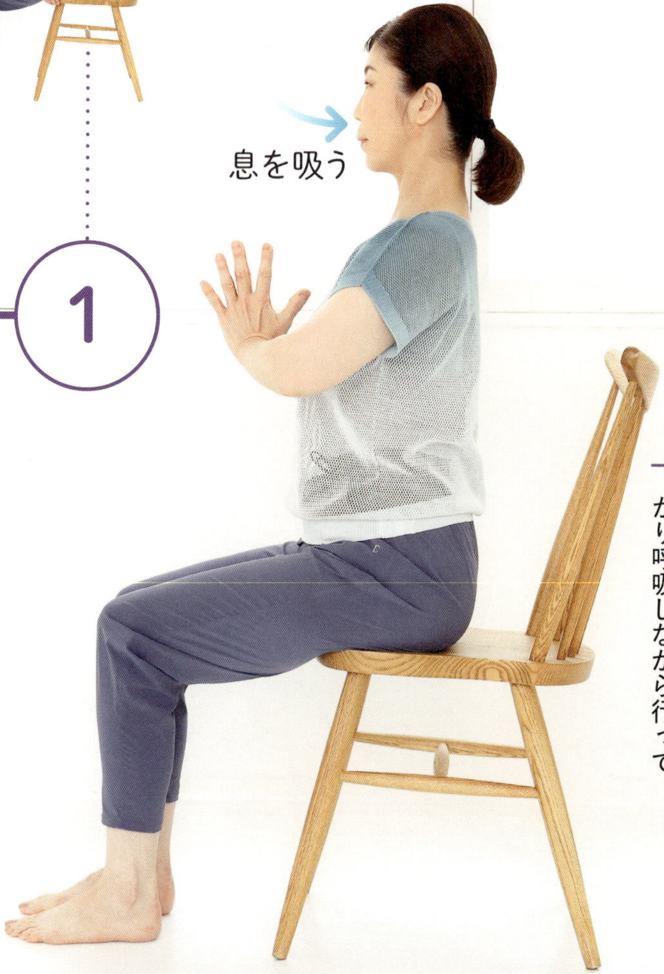

1

胸の前で手を合わせる

胸の前で手のひらを合わせる。両ひじは左右に張って、手首が90度になるように。背中を伸ばして目線は正面、息を吸う。

動画で確認！

左右入れ替えて1セット×1回

これもOK!

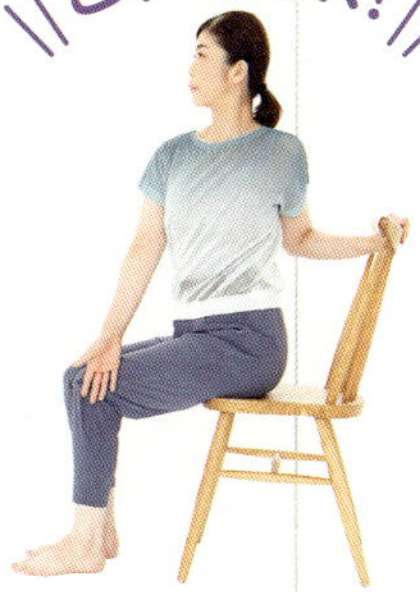

椅子の背もたれをつかんでねじる

難しければ、ねじるほうの手で椅子の背を持ち、反対側の手をももにおく。

2

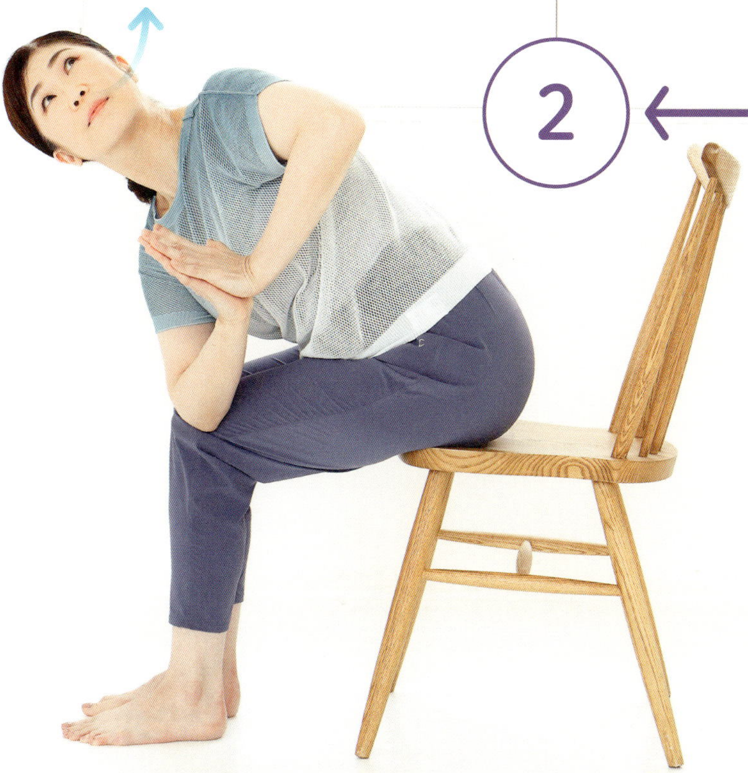

左にねじる

2呼吸

背中は伸ばしたまま、息を吐いて右ひじを左ひざの外側に引っかけ、体をねじる。目線は天井、両手は胸の真ん中からずれないように。ここで2呼吸。反対側も同様に。

DYNAMIC POSE

座って片脚上げ

前ももの大きな筋肉・大腿《だいたい》四《し》頭筋《とうきん》と、腸腰筋群を鍛え、裏ももはしっかりストレッチ。ひざを伸ばそうとする刺激が大切。運動前の準備にも。

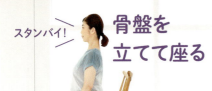

動画で確認!

スタンバイ!

骨盤を立てて座る

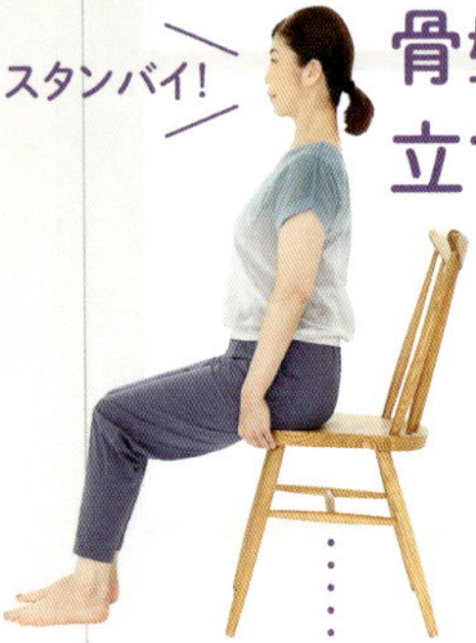

1

息を吸う

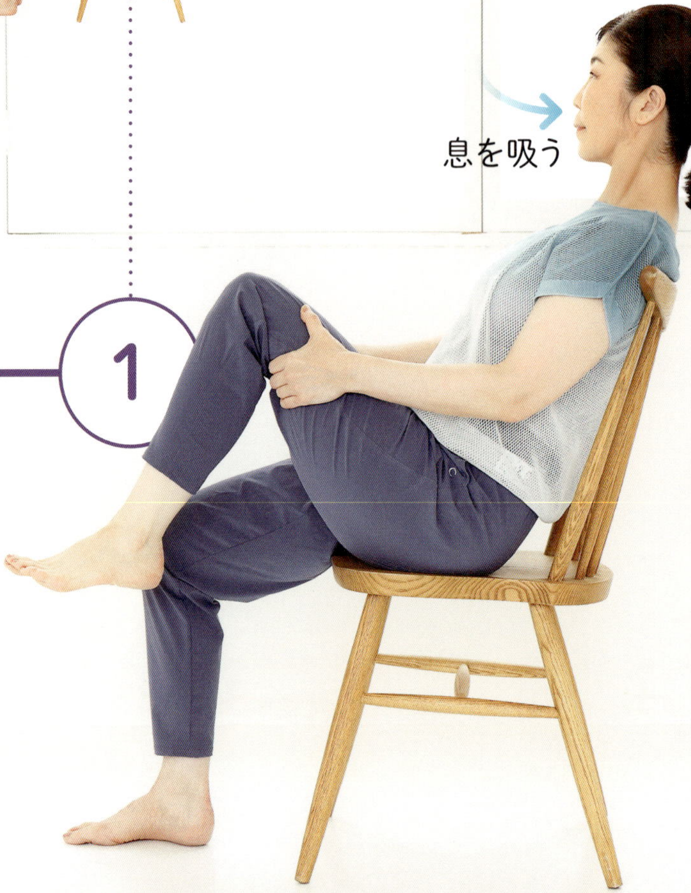

左脚を両手で抱える

背中は伸ばして椅子の背に預ける。脚をつかむようにして左のもも裏に両手を添え、椅子から浮かせてお腹に近づける。息を吸う。

これもOK!

左右入れ替えて1セット×3回

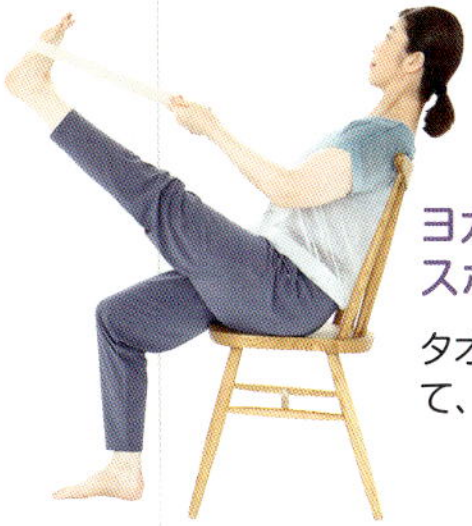

ヨガベルトやスポーツタオルで補助

タオルなどを足に引っかけて、その端を持って行おう。

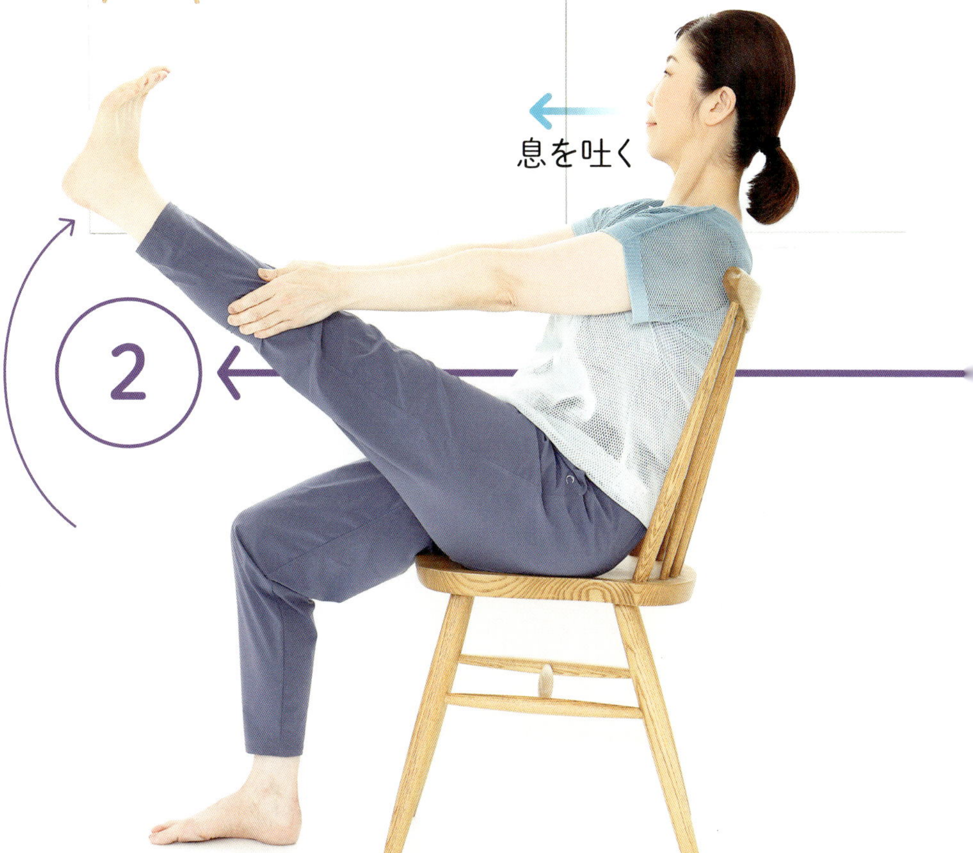

左脚を伸ばす

2 呼吸

持ち上げたひざの高さは変えずに、息を吐きながらひざ下を伸ばし、つま先を天井に。2呼吸する。脚は伸びきらなくてもよいので背中が丸まらないように注意。反対側も同様に。

ドクターズコラム
04

転倒しても折れない骨をつくるために

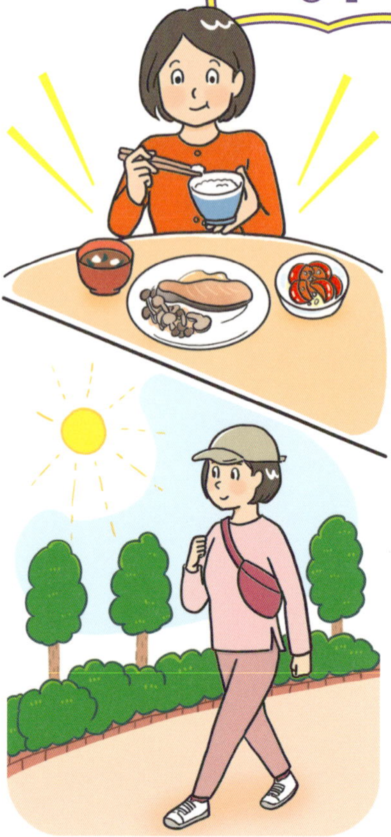

大腿骨頸部《だいたいこつけいぶ》骨折の5年生存率は胃がんより低いのに、骨粗しょう症検診の受診率は全国平均10％以下しかないのはご存知でしょうか？　近親者に大腿骨頸部骨折歴のある方は、骨粗しょう症を発症する可能性が高まります。知らずに激しい運動をして、いつのまにか骨折をしてしまう、なんてことが起こるのです。

骨粗しょう症とは、骨の中のカルシウムの体積が低下し、さらに骨をつくっている材料の質が低下するために起こります。骨の新陳代謝は女性ホルモンの影響を強く受けるため、閉経前後より進行するといわれていますが、近年では生活様式や食生活の変化などからか、小学生が跳び箱を跳んだだけで骨折するといったことも。骨粗しょう症の予防には、インパクトスポーツ（骨に荷重・重力負荷のかかる運動）と日々の食事が大切になります。そこで、とにかく大股早歩きや手足を思うままに動かして“雑に歩く！”ことをおすすめしています。

食事で気をつけることはとにかくビタミンDの摂取です。ビタミンDは魚類に多く含まれ、とりやすさから私は鮭をおすすめしています。また皮膚から生成されるビタミンDの割合も多く、日光浴も大切です。

半年に1度は検査を行って知識を身につけて、効率よく、毎日楽しく運動していきましょう！

DOCTOR'S HOME YOGA

第5章

大股で歩けるようになる脚活ポーズ

第2～4章で、痛みが起きにくい、動ける体の土台は整いました。さらに歩行に役立つ下半身の筋力強化を行いましょう。いくつになっても大股でスタスタ歩ける体は誰でもつくれます。

「大股・早足・雑歩き」で動き続けられる体を目指して

年をとると歩幅がせまくなったりすり足になりがちです。そうするとちょっとした段差につまずきやすかったり転倒の原因になってしまいます。これを防ぐには下半身の筋力を鍛え、バランス力を養うことが大切です。整形外科的におすすめしている歩行は、「大股」「早足」「雑歩き」。ももをしっかり上げ、大股で歩けることが理想です。足を大きく踏み出すにはしっかり地面を蹴り出す力や踏み込むときに体重をのせられる脚力、片足重心になるためのバランス力も必要。そのためには足指でしっかり地面を踏めるようにすることも大事です。

背骨の配列を整えて、体幹部を安定させる筋力をつけたら、一生自分の足で歩き続けられる体はもう目の前。足指からふくらはぎ、太もも、お尻と下半身にグッと力が入る少々きつい運動もありますが、継続すれば何歳からでも必ず体は応えてくれます。まずは1ポーズずつ試してみて！

歩くときには全身の筋肉が連動している

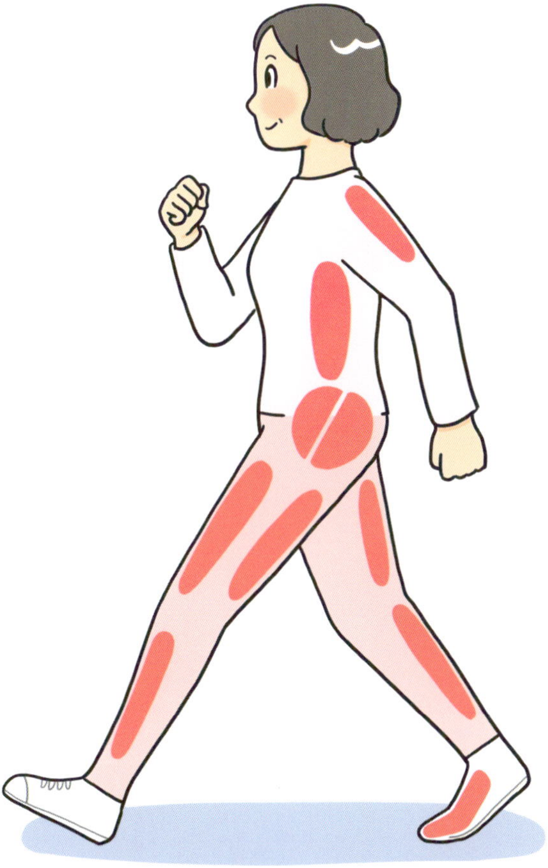

大きく腕を振って大股で歩くとき、体幹のインナーマッスルや腸腰筋群、お尻の臀筋群、前ももの大腿四頭筋、もも裏のハムストリングス、すねの前脛骨筋、ふくらはぎの腓腹筋・ヒラメ筋、その他にも足や腕の筋肉など全身の筋肉を連動させています。

STRENGTH
FOOT & LEG

ひざ押し かかと上げ

ふくらはぎにあるヒラメ筋を鍛えるポーズです。ヒラメ筋が使えるようになると、歩行時、地面を強く蹴り出すことができるようになります。

1

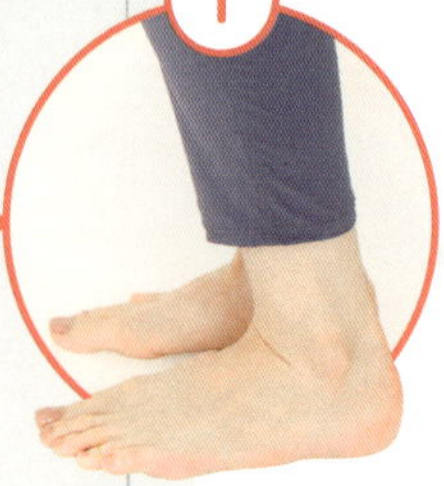

つま先が浮かないよう両足はぴったり床に

上半身の重さを利用して、足裏が浮かないよう床につける。

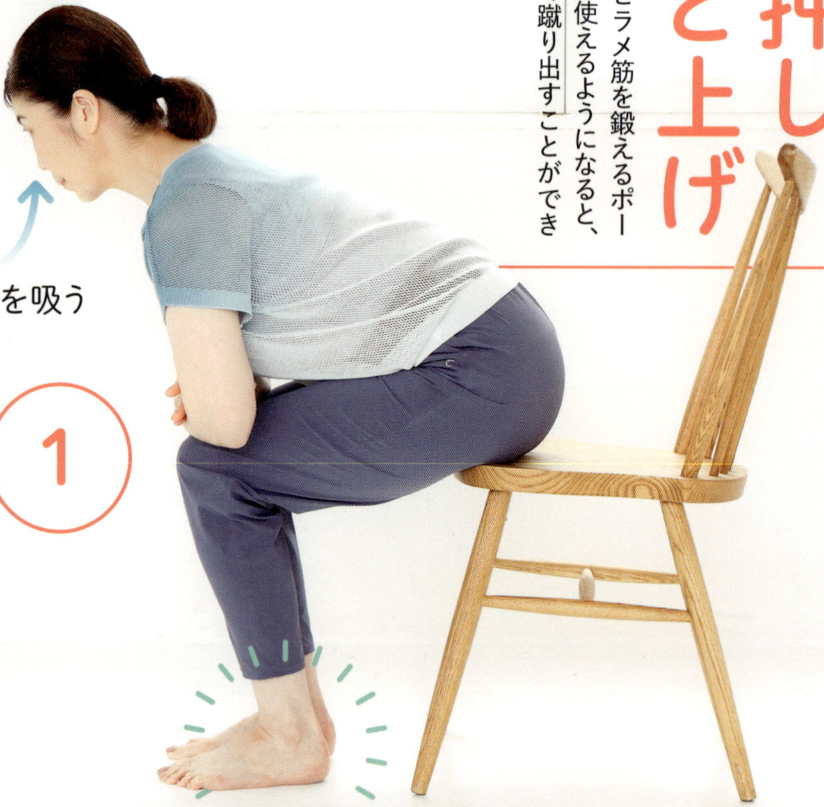

息を吸う

1

ももの上にひじをおく

足は腰幅にして、背中を伸ばしたまま股関節から上体を前に倒す。両腕をももの上において体重をかける。息を吸う。

動画で確認!

1セット×3回

足指の付け根をしっかり折る

なるべくかかとを高く上げると、足指の刺激にも効果的。

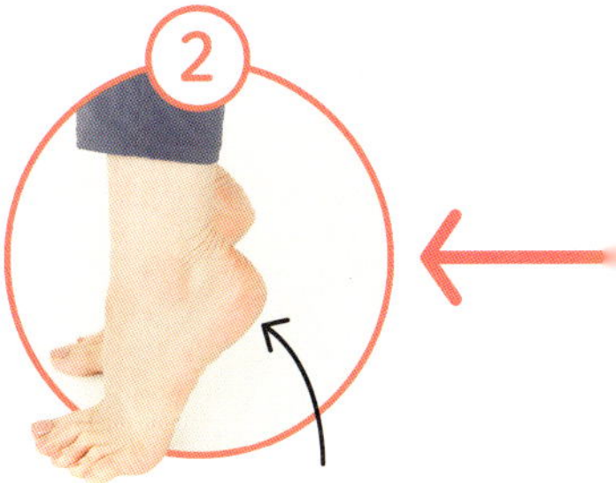

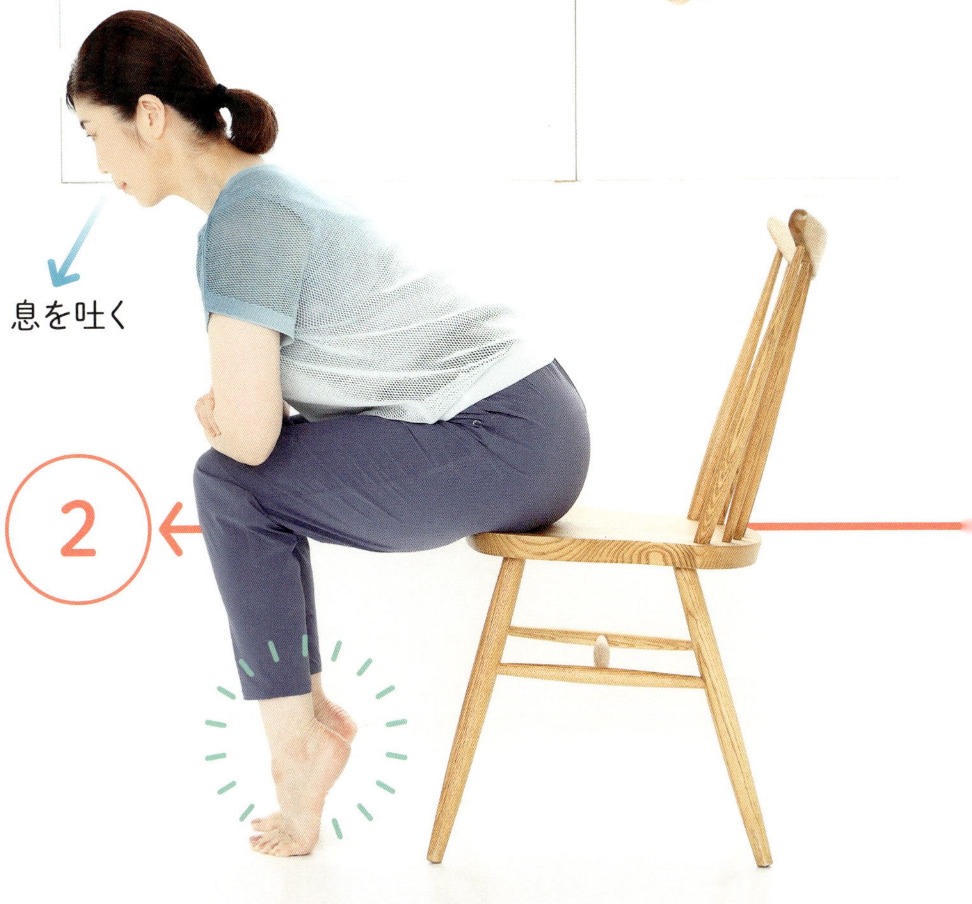

かかとを上げる

3 呼吸

息を吐きながらつま先で床を押し、かかとを高く上げる。背中は伸ばしたまま、目線は少し前の床を見る。上半身の重さをしっかりのせたまま3呼吸キープ。

STRENGTH FOOT & LEG

足指体操

足指が動かないと、足の変形の原因になったり、つまずきやすくなります。足指を1本ずつ動かして足の筋肉を刺激。

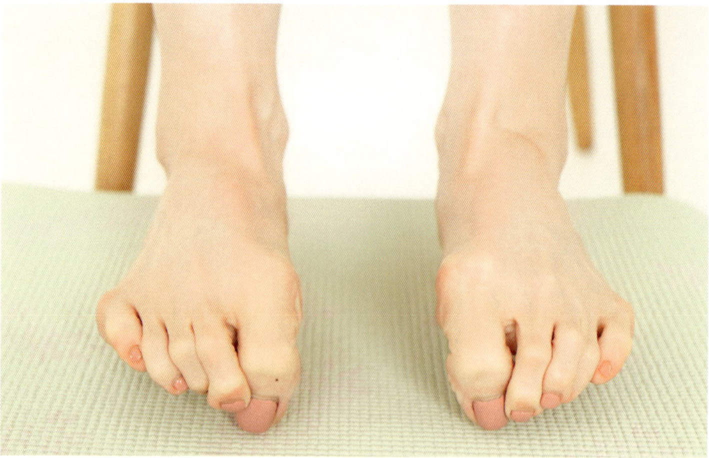

1 足指をにぎる

椅子か床に座り、両足裏を床につける。つま先を浮かせて全部の指を曲げ、じゃんけんの「グー」をつくる。

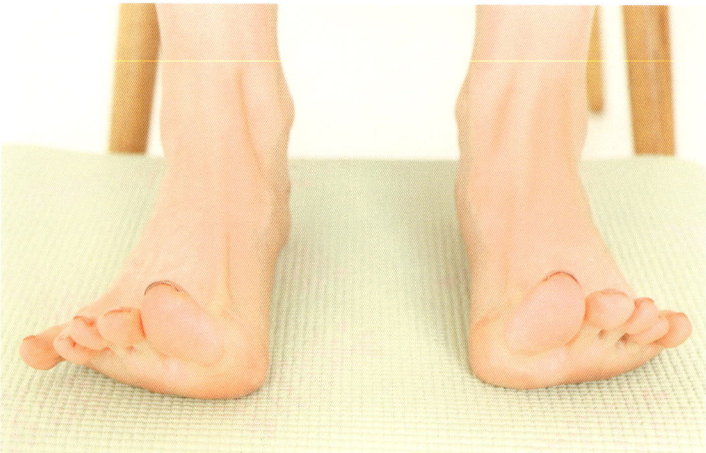

2 足指をひらく

両足の付け根を床につけて、足の指を浮かせる。足指を大きく開いて「パー」をつくる。

動画で確認!

③
4指を浮かす

もう一度すべての指を床につけ、親指以外の４指を床から浮かす。親指はしっかり床につけたままキープ。

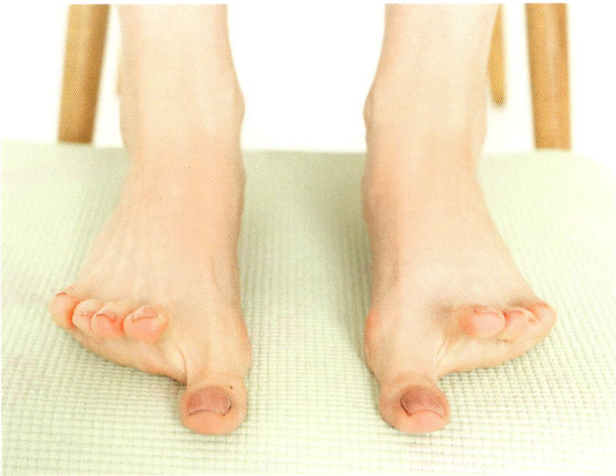

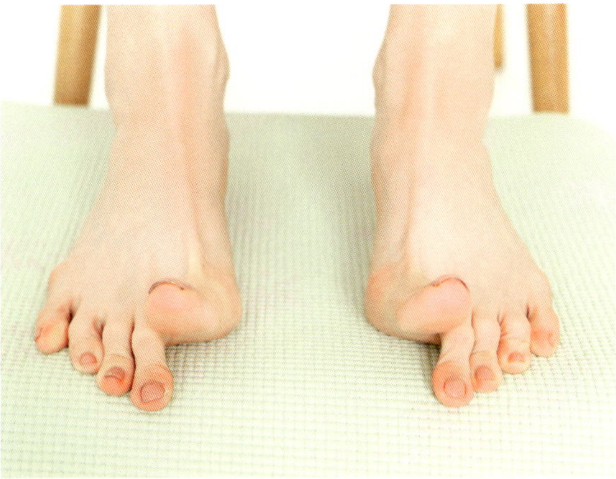

④
親指だけ浮かす

すべての指を床につけ、両足の親指だけを浮かせる。４指は床から浮かないように。

⑤
親指と小指を床につける

すべての指を床から浮かせてから、親指と小指を床に。間の３指は床から浮かせてキープする。

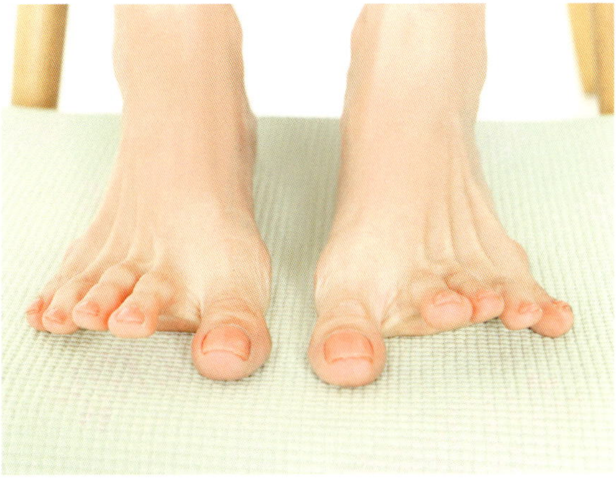

STRENGTH
FOOT & LEG

大股踏み出し

下半身の筋肉を複合的に整えることができるポーズです。歩行時に自分の体重を支えられる強い足をつくりましょう。

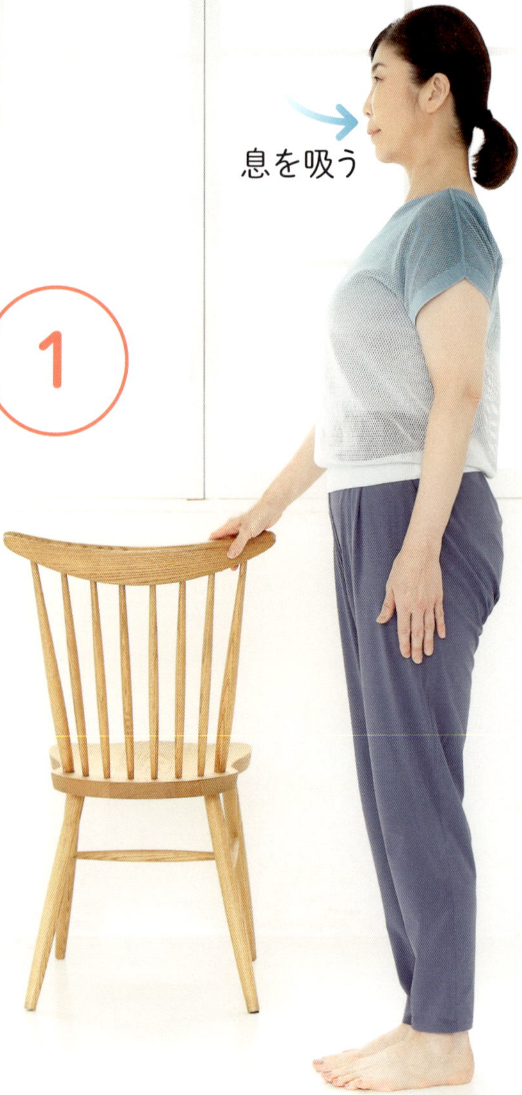

1

椅子を持ってまっすぐ立つ

椅子の背の手前に右手をつき、基本の姿勢でまっすぐ立つ。お腹に力を入れて背中を伸ばし、目線は前、息を吸う。

動画で
確認!

左右入れ替えて1セット×3回

2

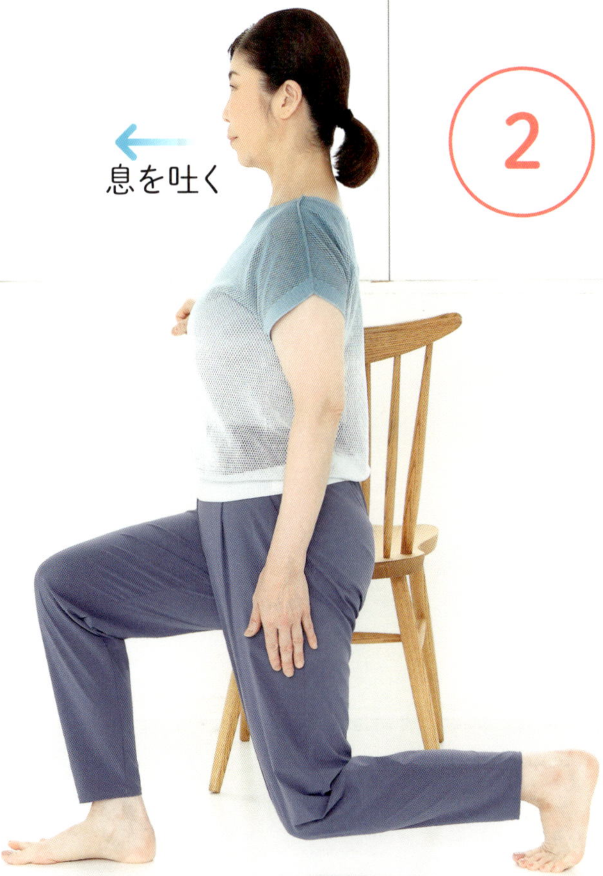

1歩前へ踏み出す

右手を椅子の背の前方へ滑らせ、息を吐きながら右足を大きく1歩前へ。踏み込んだときにひざの真下に足首がくるように。①に戻る。反対側も同様に行う。これを3回。

STRENGTH
FOOT & LEG

戦士のように

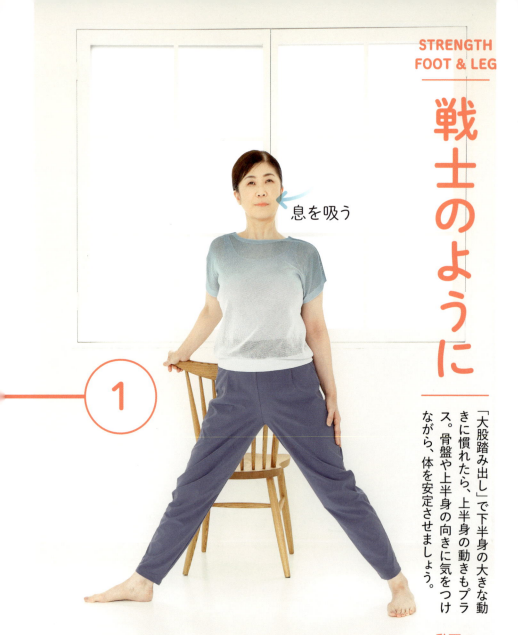

「大股踏み出し」で下半身の大きな動きに慣れたら、上半身の動きもプラス。骨盤や上半身の向きに気をつけながら、体を安定させましょう。

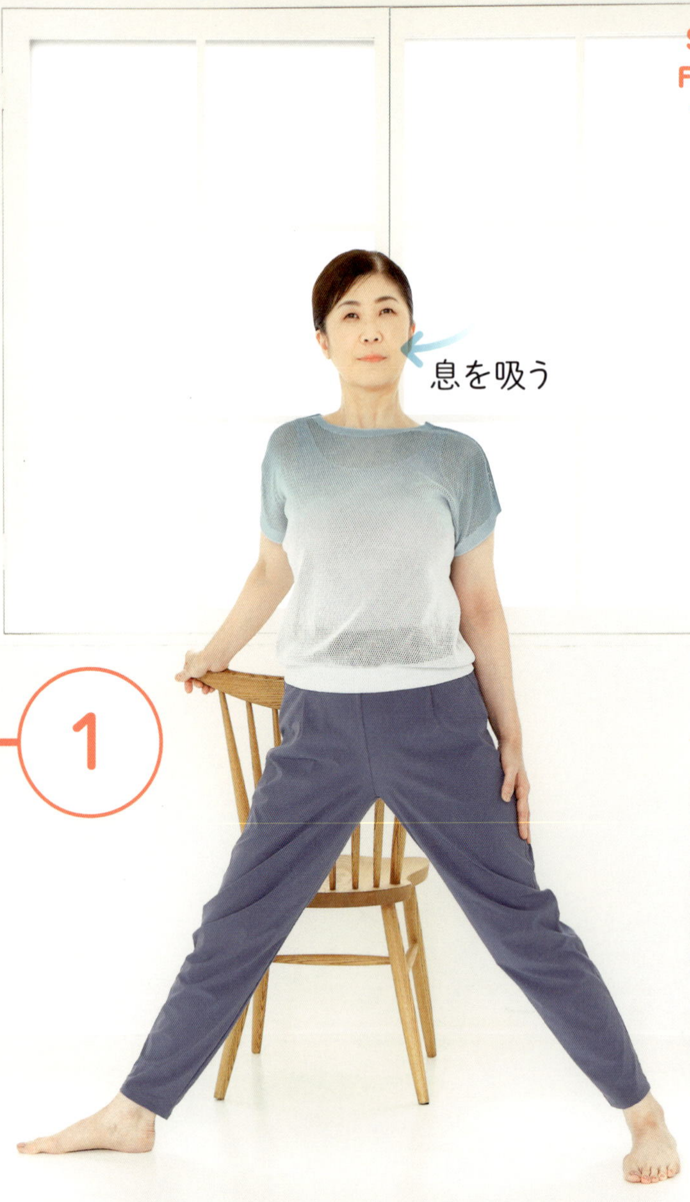

1

椅子を持って両足を開く

椅子の前に立ち、足を大きく開く。右足のつま先は右、左足のつま先と体は正面に向ける。椅子の背に右手をおく。左手はももに伸ばす。息を吸う。

動画で
確認!

左右入れ替えて1セット×3回

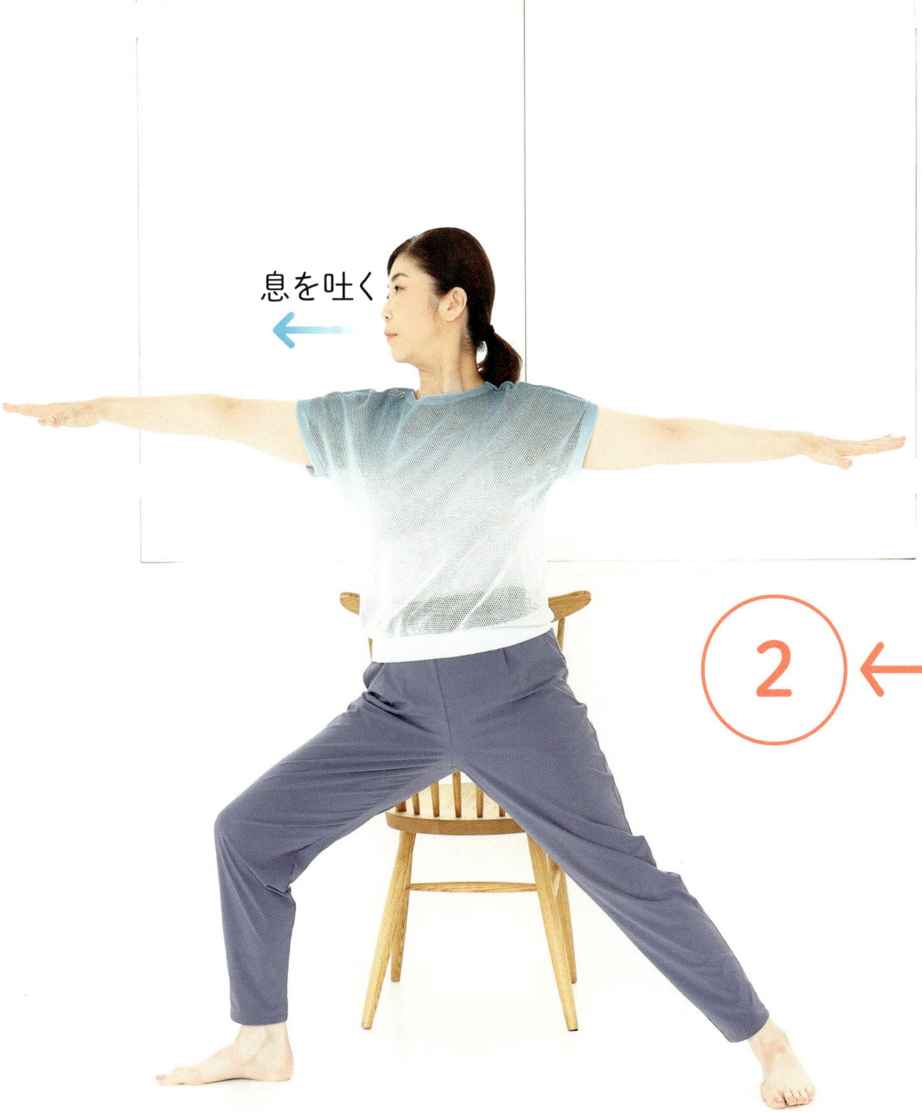

2

両腕を横に伸ばし右へ踏み込む

2~3 呼吸

骨盤の向きはそのまま、息を吐いて右足に体重を乗せて踏み込む。両手は肩の高さに伸ばす。目線は右手のほうへ。2～3呼吸キープする。反対側も行う。

STRENGTH
FOOT & LEG

ツリー（木）

このポーズのポイントは、脚で頑張るのではなく腹筋の力でキープすること。バランス力は何歳からでも向上するので、ぜひトライを。

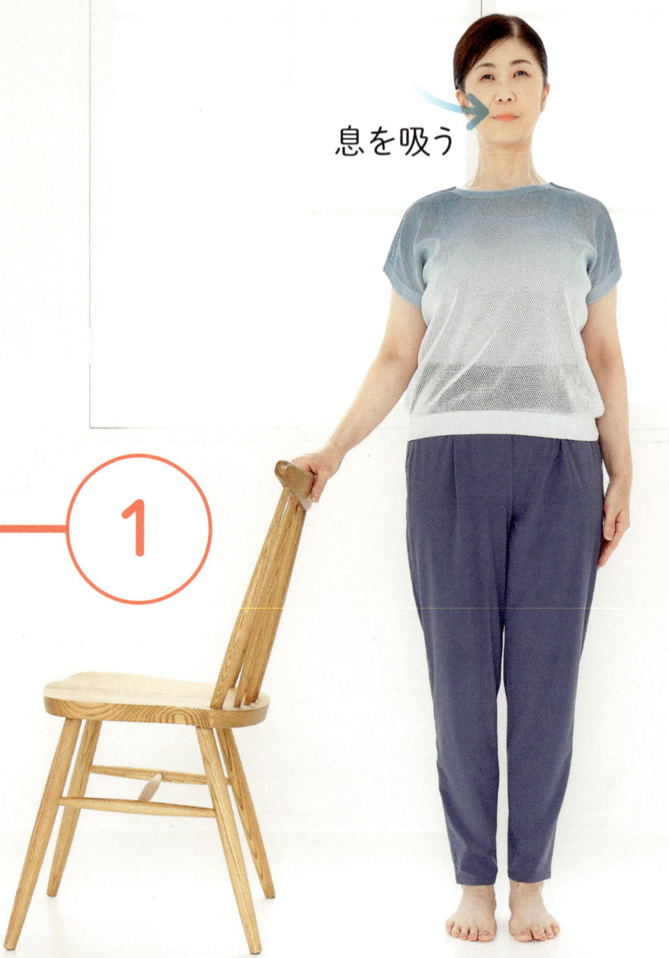

1

椅子を持ってまっすぐ立つ

椅子の横にまっすぐに立ち、椅子の背に右手を添える。お腹に力を入れて背中を伸ばし、目線は前。息を吸う。

動画で確認！

左右入れ替えて1セット×3回

チャレンジ!

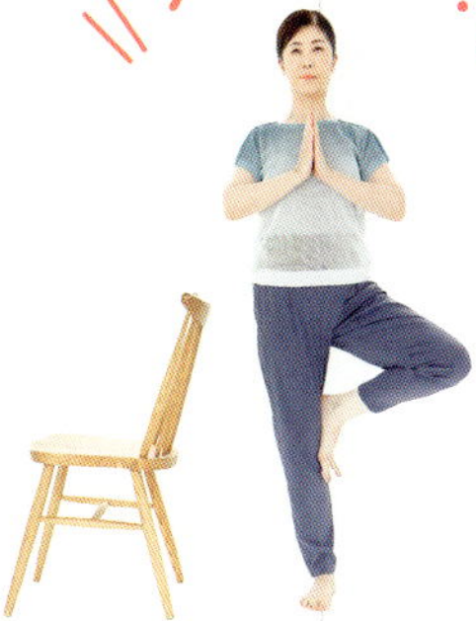

足を高く上げて
手を離す

骨盤の向きは正面、左右の肩の高さを平行にキープ。

2

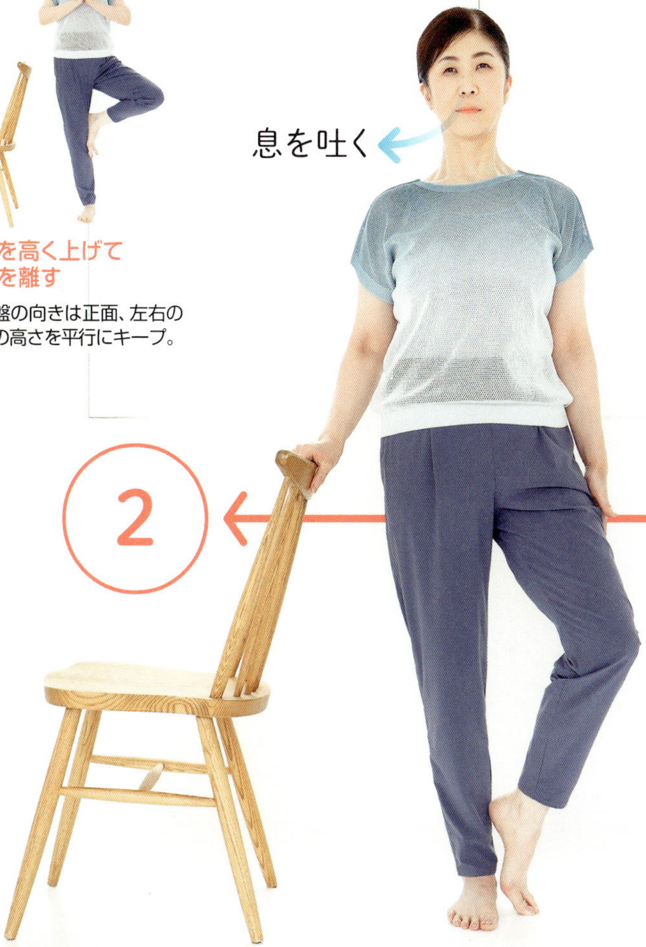

左足のかかとを上げる

2~3
呼吸

息を吐いて左足のつま先を立て、かかとを右のくるぶしにつける。骨盤の向きは正面、そこで2～3呼吸する。反対も同様に行う。

STRENGTH
FOOT & LEG

座らない椅子

最後は、スクワットポーズにチャレンジしましょう。背中、体幹、下半身を強力に鍛えていきます。呼吸を止めないように注意して。

動画で確認!

1

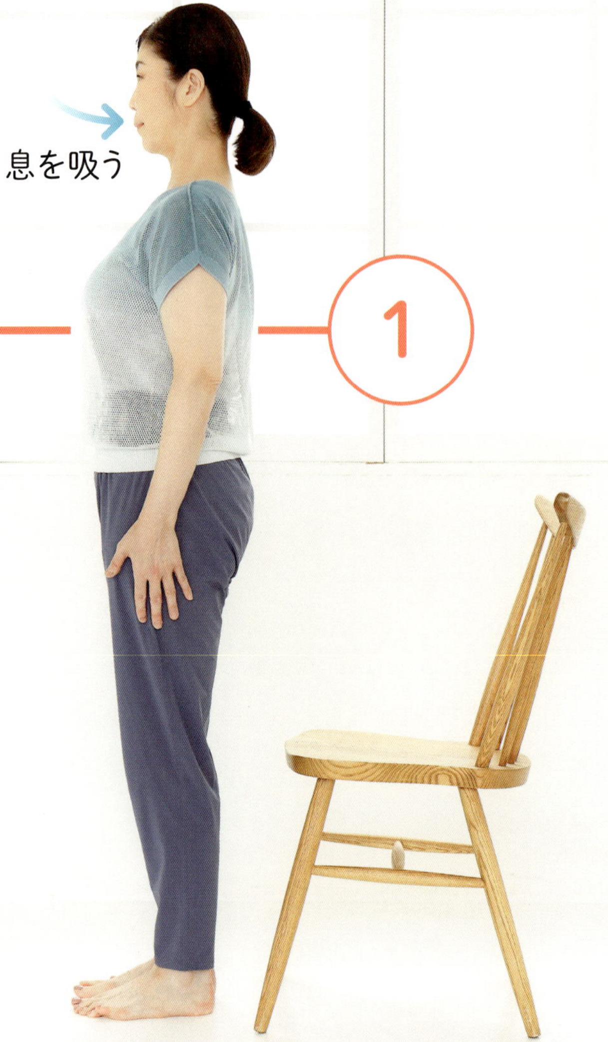

椅子の前にまっすぐ立つ

椅子の前に正しい姿勢で立つ。お腹に力を入れて背中を伸ばす。目線はまっすぐ前。息を吸う。

①→② 1セット×3回

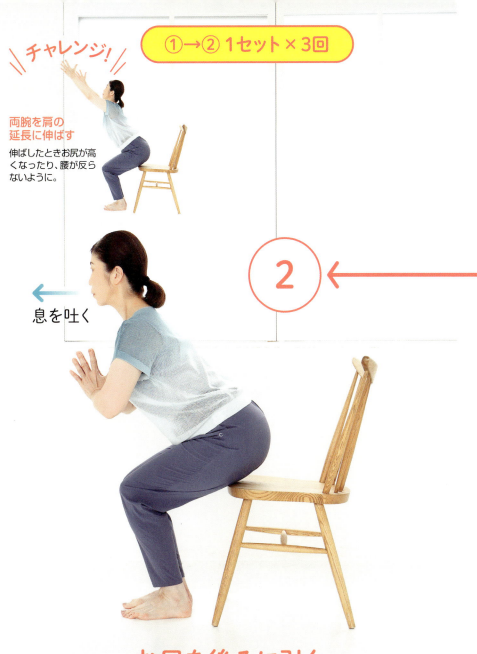

チャレンジ!

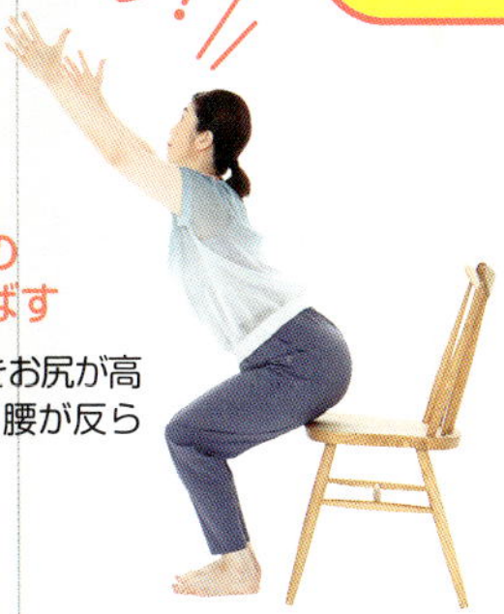

両腕を肩の延長に伸ばす

伸ばしたときお尻が高くなったり、腰が反らないように。

2

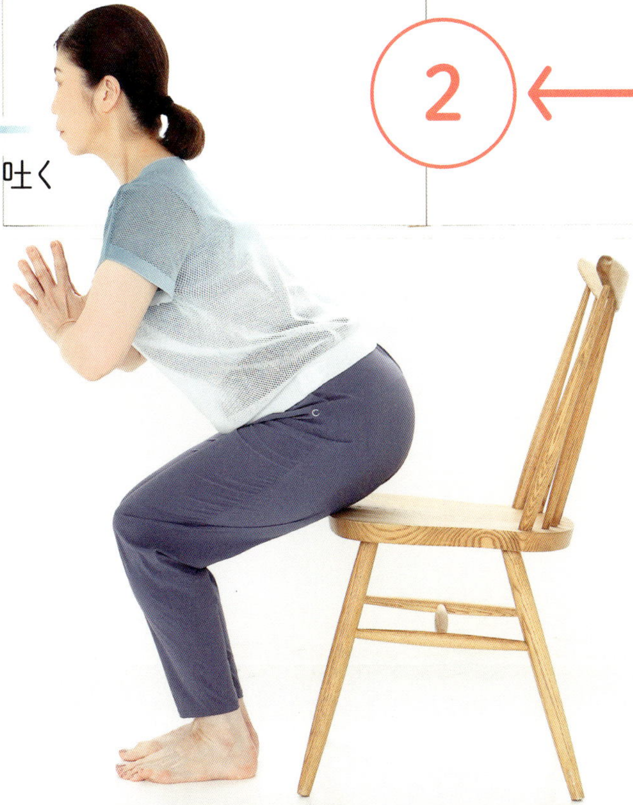

息を吐く

お尻を後ろに引く

2~3 呼吸

息を吐きながら椅子に座るイメージでお尻を後ろへ。座面につかない高さで2～3呼吸し、両手を胸の前で合わせる。ひざがつま先より前に出ないように。

ドクターズ
コラム
05

運動は仲間といっしょに

24歳で医師になり、来年で30年になります。子育てが一段落し、運動習慣に関しても「口で言うのは簡単だけど、実際は難しいのよね～」と腰が重くなりがちな揺らぎの年齢になりました。臨床医としても人としても経験値が上がったと感じている一方で、外来に来てくださる先輩方には、「まだまだ仕事しなさい」「50代なんてまだまだよ」「80歳になったらわかるわよ」などとひよっ子扱いされています（笑）。

私を叱咤激励してくださる皆様のように、人に興味を持ち、自分の足で歩き、やりたいことをやるためには、「転ばない体つくり」×「転んでも折れない骨つくり」が大切です。そしてそのための運動はぜひ集団で行うことをおすすめしています。自宅でひとりで行うだけではなく、地域のヨガ教室へも出向いてほしいのです。

社会との関わりは、予想外のできごとへの対応、いつもの仲間とのおしゃべりでの気づき、複数の他人と過ごした後の一人時間の安堵感、日中の活動での良質な睡眠、などさまざまな副産物があるはずです。目的地まで自分の足で移動し、人とおしゃべりをし、お気に入りの運動をする、これが大切なのです（私も努力しています！）。

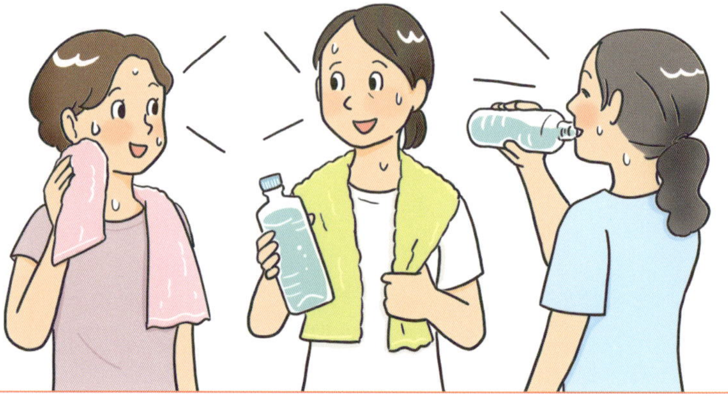

DOCTOR'S HOME YOGA

第6章

症状に合わせて組み合わせ

不調解消メニュー

不調にはそれぞれ原因があります。ここでは症状別に不調解消に働きかけるポーズを紹介します。ヨガの呼吸は自律神経のバランスを整えて痛みの緩和にもつながります。

症状別ヨガMENU

肩こり

固まった筋肉をほぐし血流を促す

肩こりは、前屈みの姿勢でいることが多かったり、運動不足や猫背、ストレスの多い生活などが原因で、肩から腰にかけて筋肉が固まることで起こります。そもそも4～6kgもある頭や、3～4kgほどある腕の重さを支えているので、首～肩まわりは常に引っ張られている状態。こりを感じるところはしっかり動かして、頭や腕の重みに耐えられる筋力をつけましょう。

肩こりを解消するために、まず①「肩すくめ」で背中の上部にある僧帽筋《そうぼうきん》や、首から肩についている肩甲挙筋《けんこうきょきん》をほぐします。そして②「肩甲骨寄せ」で、肩甲骨と肩甲骨の間にある菱形《りょうけい》筋《きん》を刺激し、肩甲骨もきちんと動くようにします。さらに③「両腕からめ」で肩甲骨と肩甲骨の間をしっかり開き、④「背中握手」で両腕を上下から大きく回し肩を上下に伸ばします。

こり固まった筋肉をほぐし、肩甲骨がしっかり動くようになると、首や肩の位置が整い、動きもスムーズになりますよ。

肩こりは肩甲骨を動かす

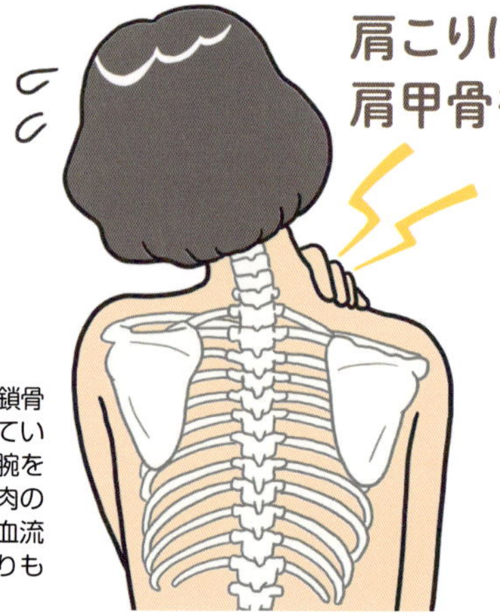

肩甲骨は腕の骨と鎖骨にくっつき、浮いている骨。肩甲骨から腕を動かすことで、筋肉の柔軟性が上がり、血流も促進。首や肩こりも改善できる。

肩すくめ

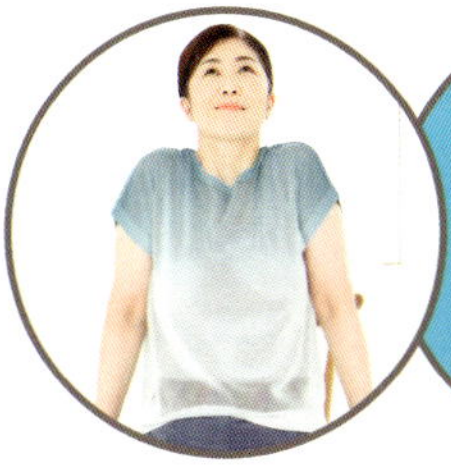

肩を上下させて、首を動かすときに使う僧帽筋や、肩甲骨を動かすときに使われる肩甲挙筋をほぐしていきます。

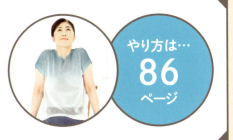

やり方は…
86
ページ

肩甲骨寄せ

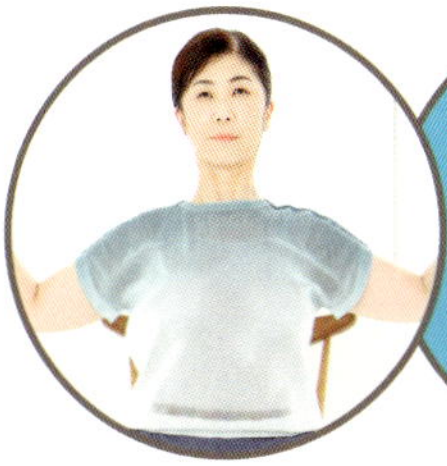

座り仕事や前屈みの姿勢が長いと、肩甲骨の間の筋肉が弱る原因に。上げた腕を寄せながら下ろす動きで刺激します。

やり方は…
87
ページ

両腕からめ

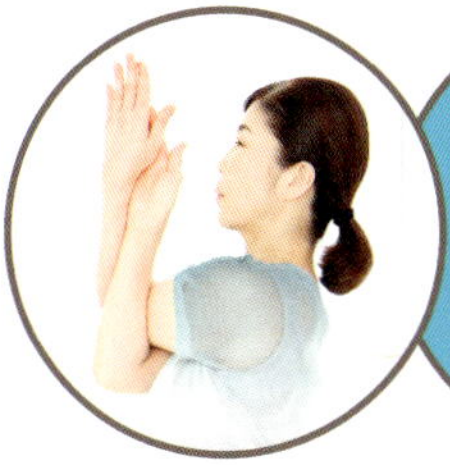

左右の肩甲骨の間を広げる「肩甲骨はがし」で可動域を広げましょう、肩甲骨の位置が整い、姿勢も改善します。

やり方は…
88
ページ

背中握手

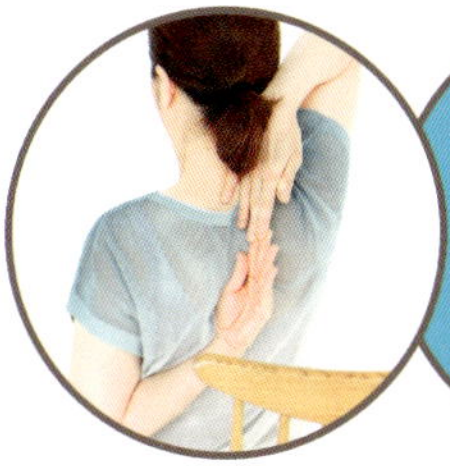

腕を大きく回して背中で組むことで背面がほぐれて血流アップ。肩こり解消につながります。頭痛の解消にも効果的。

やり方は…
89
ページ

肩こり用
ヨガメニュー

肩すくめ

動画で確認!

まずは肩を上げる動きからスタート。肩の上げ下げで、首～背中上部の筋肉をほぐしましょう。呼吸を使って力を抜くことが動きのポイントです。

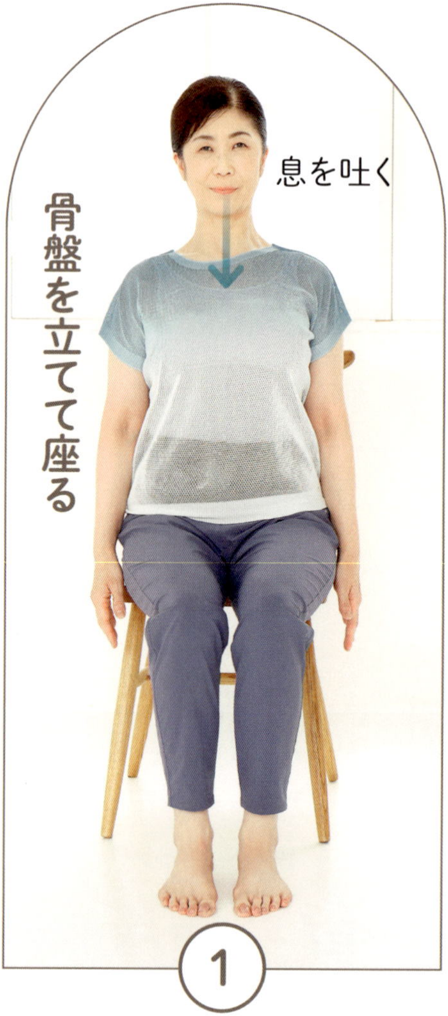

息を吐く
骨盤を立てて座る

1

坐骨を立てて椅子に座り、背中を伸ばす。目線は正面、お腹に力を入れて息を吐く。

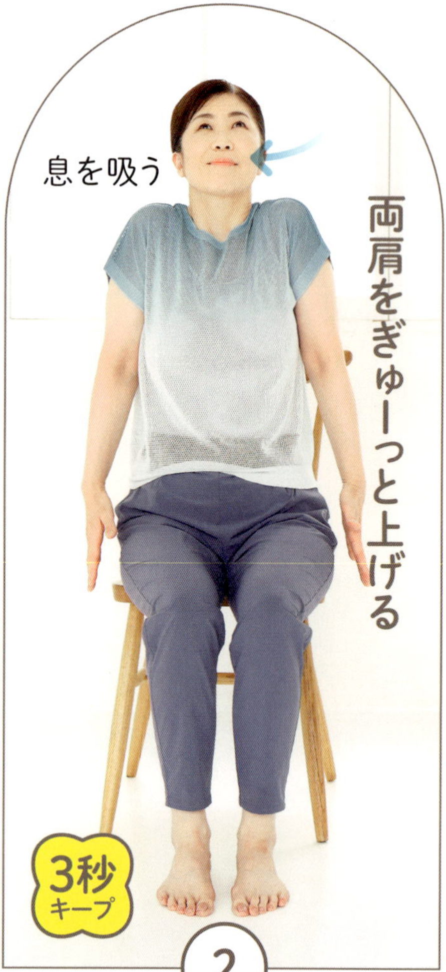

息を吸う
両肩をぎゅーっと上げる
3秒
キープ

2

息を吸って両肩を耳につけるイメージで持ち上げる。3秒キープし、息を吐くと同時に力を抜いて肩をストンと落として①に戻る。

肩こり用
ヨガメニュー

肩甲骨寄せ

動画で確認!

次は肩甲骨と肩甲骨の間にシワをつくるイメージで、肩甲骨を寄せていきます。両手に持っているタオルを引き下げるイメージで。ほぐれるまで行う。

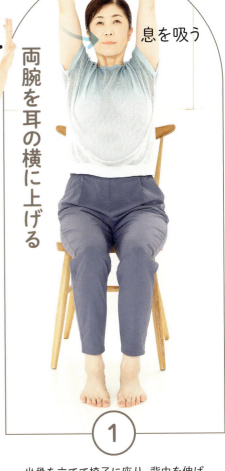

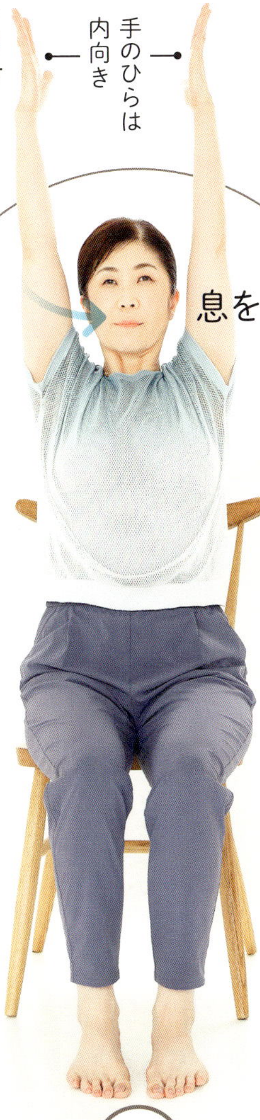
手のひらは内向き
息を吸う

1 両腕を耳の横に上げる

坐骨を立てて椅子に座り、背中を伸ばす。目線は正面、お腹に力を入れる。息を吸って両腕を耳の横まで上げる。

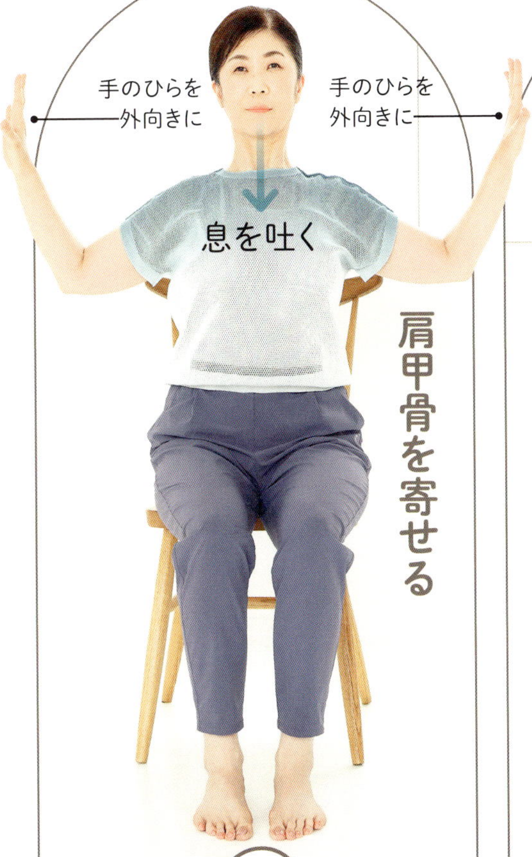
手のひらを外向きに
手のひらを外向きに
息を吐く

2 肩甲骨を寄せる

息を吐きながらひじを横に開いて下ろし、肩甲骨を寄せる。タオルを持って上げた手を引き下ろすイメージで。

肩こり用ヨガメニュー｜両腕からめ

動画で確認!

左右の肩甲骨を引き離し、肩や背中の上部をストレッチします。手のひらが合わせられなければ手の甲同士でOK。

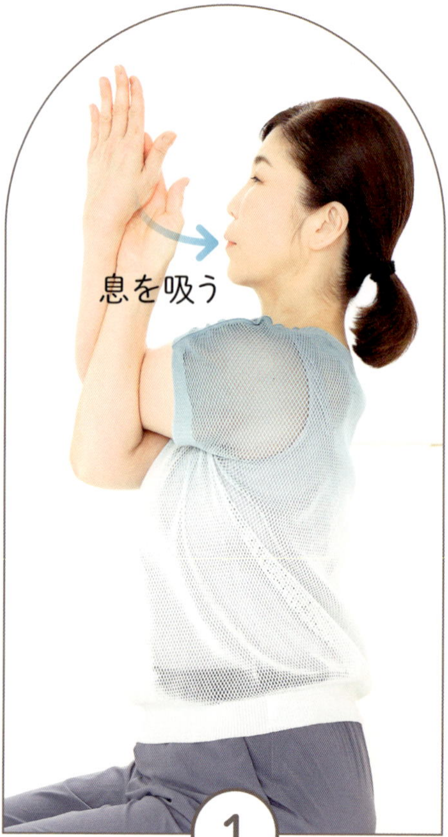

1

両腕をからめる

坐骨を立てて椅子に座り、背中を伸ばす。目線は正面、お腹に力を入れる。左ひじを曲げて前に出し、右手を下からくぐらせて腕をからめる。息を吸う。

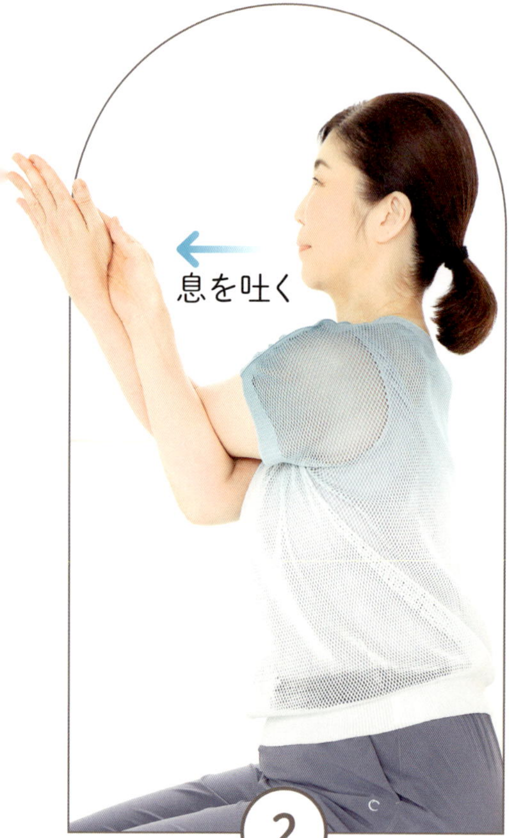

2

手を前に倒す

息を吐きながら、からめた腕のひじ先を前に倒す。背中が丸まらないように注意。

動画で確認!

肩こり用ヨガメニュー

背中握手

最後に腕を上下から大きく回し、背中で両手を握手させます。
肩甲骨や背面全体の筋肉がほぐれ、血流を促します。

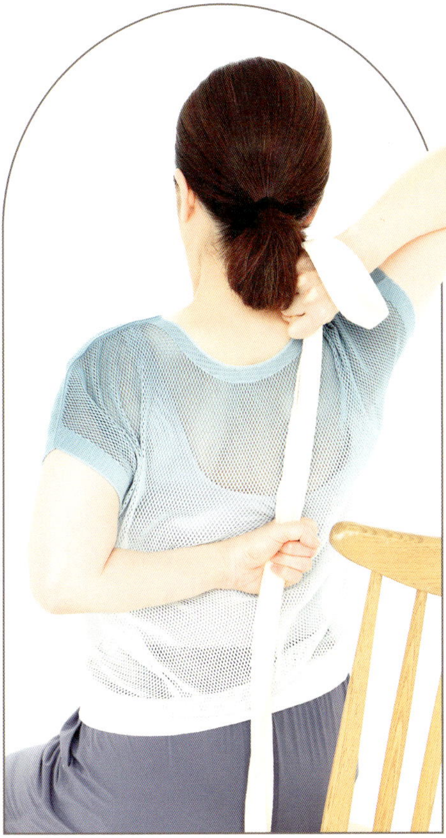

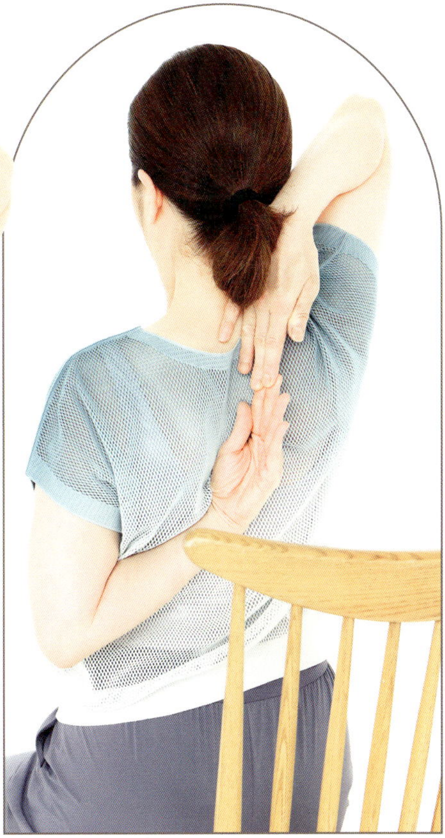

これもOK!

両手が届かない人は、長めのタオルやヨガベルトなどを利用しても大丈夫。なるべく短くして使い、端と端を引っ張り合って。呼吸を忘れずに。

両手を背中で握手

坐骨を立てて椅子に座り、お腹に力を入れる。息を吸って、吐きながら右手を上、左手を下から背中に回して両手をつかむ。首が前に出ないように注意。

症状別ヨガMENU

腰痛

お腹、背中、骨盤まわりの筋肉を強化

腰痛の原因の多くは、背中の筋肉が緊張して固まっていたり、運動不足や体の使い方のくせが原因で体を支える筋肉が弱まっていることが挙げられます。まずは動かせていない筋肉を刺激し、きちんと使えるようにしていきましょう。ターゲットとなるのは、背骨のすぐ横を走る多裂筋や背筋、骨盤まわりの筋肉です。骨盤（仙腸関節）の痛みは、もも裏のハムストリングスの硬さや腹横筋の筋力不足が考えられます。腹式呼吸で「天然のコルセット」腹横筋を強化したり、もも裏をストレッチし、骨盤底筋群も鍛えていきましょう。

まず①「手足対角線」で多裂筋を鍛えて体を守る筋肉の反射を高めます。そして②「座って片脚上げ」で骨盤を引っ張るハムストリングスを伸ばしましょう。さらに③「ボート」で脚の付け根から腰の腸腰筋群と腹筋を鍛え、体幹を安定させます。最後に④「大股スクワット」で骨盤底筋を鍛え、骨盤まわりを安定させていきます。

腰痛は
体幹全体で解決

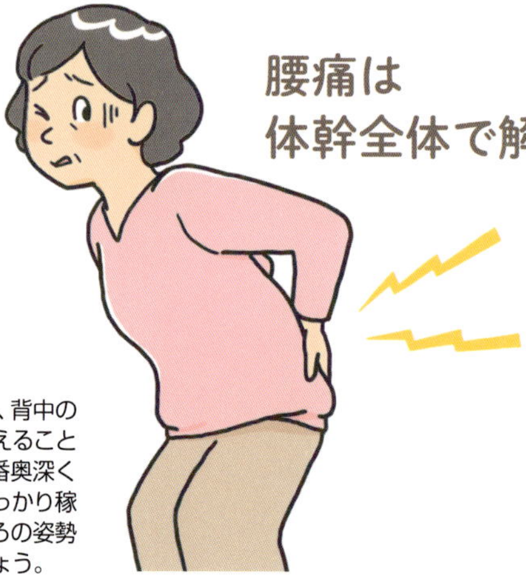

腰を守るためには、背中の筋肉をほぐして鍛えることに加え、お腹の一番奥深くにある腹横筋もしっかり稼働させます。日ごろの姿勢にも気をつけましょう。

手足対角線

背骨についている多裂筋を鍛えます。ここが強化されると、軸が安定して腰への負担が軽くなります。

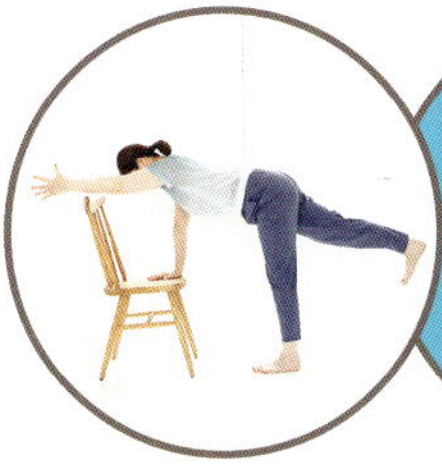

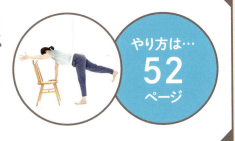

やり方は…
52
ページ

座って 片脚上げ

腹筋、大腿四頭筋、腸腰筋群、ハムストリングスなど体幹から下半身の大きな筋肉を一気に鍛えてストレッチします。

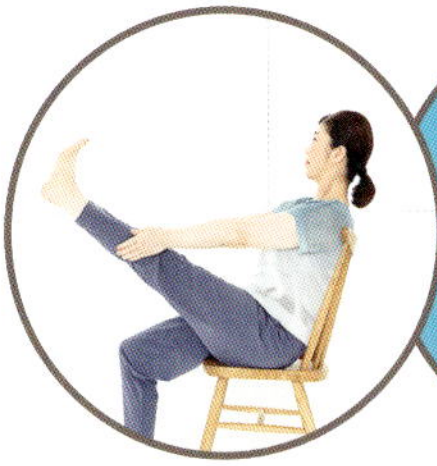

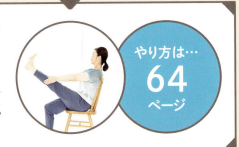

やり方は…
64
ページ

ボート

脚の付け根をしっかり曲げて、上半身と下半身をつなぐ腸腰筋群を強化。歩行時にしっかり足を上げられるように。

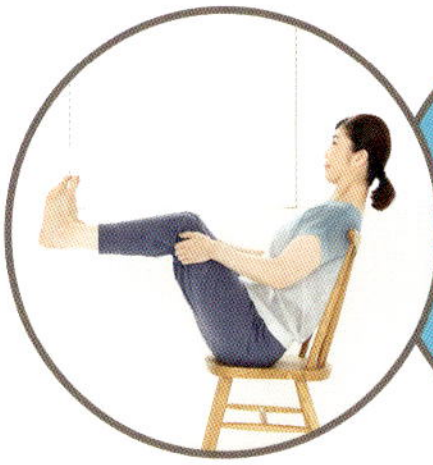

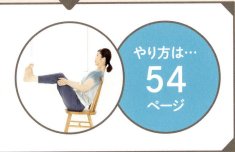

やり方は…
54
ページ

大股スクワット

骨盤の底にある骨盤底筋を鍛えます。骨盤のゆがみが整い、脚と体幹が連動し腰痛の緩和につながります。

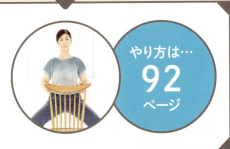

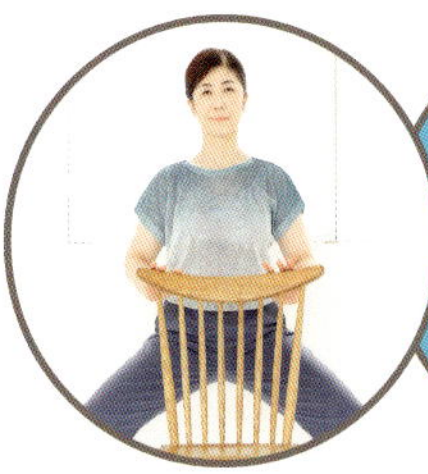

やり方は…
92
ページ

腰痛用
ヨガメニュー

大股スクワット

股関節を開いてひざを曲げるこのポーズは、骨盤底筋を引き締め、骨盤を安定させます。下半身の筋肉強化やむくみや冷えの解消など、うれしい効果も。

1

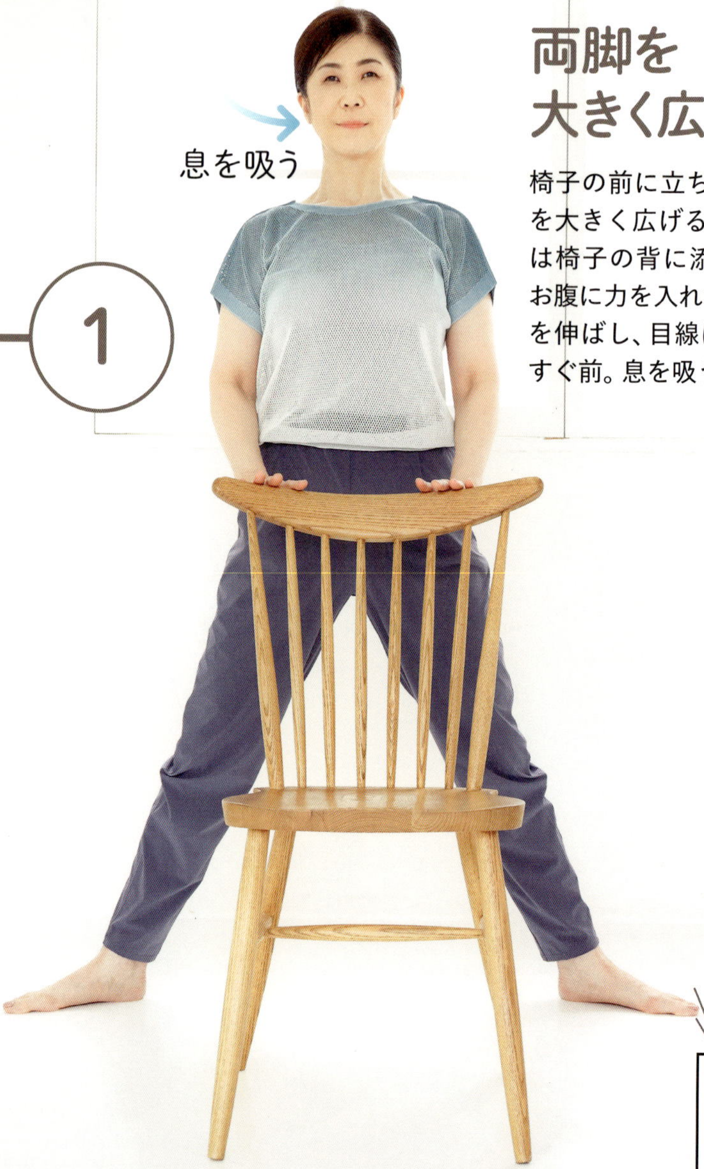

両脚を大きく広げる

椅子の前に立ち、両脚を大きく広げる。両手は椅子の背に添える。お腹に力を入れて背中を伸ばし、目線はまっすぐ前。息を吸う。

動画で
確認!

①→② 1セット×3回

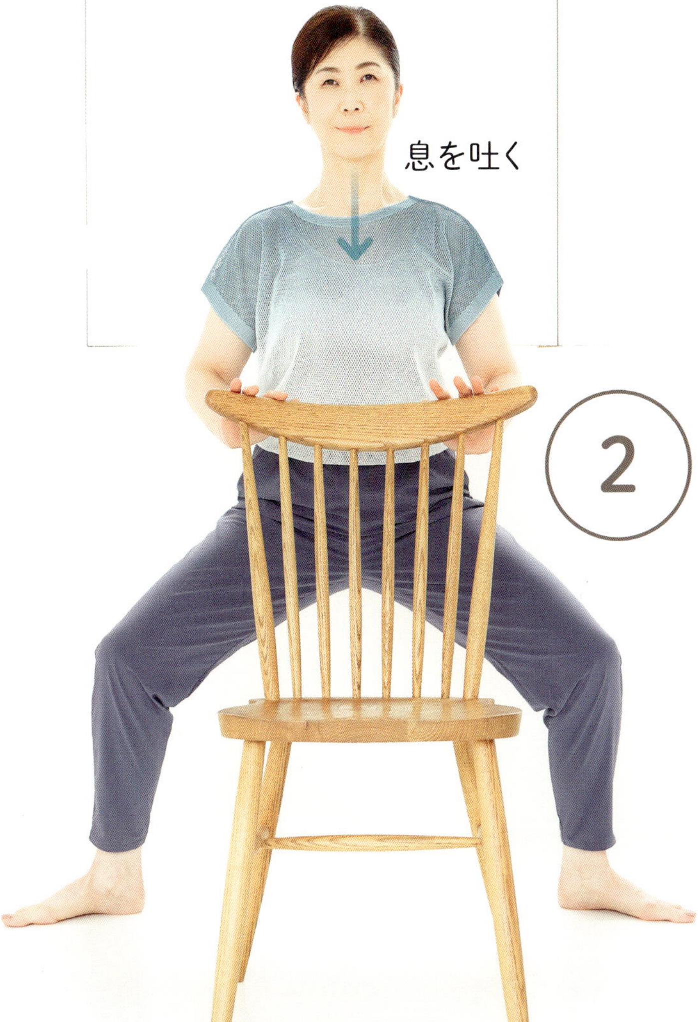

2

両ひざを曲げる

2 呼吸

息を吐きながら両ひざを曲げていく。上半身が前に倒れて、お尻が後ろに出ないように注意。骨盤が正面を向いたまま下がれる範囲でＯＫ。ここで2呼吸。

症状別ヨガMENU ひざ痛

動きをスムーズにして痛みを取り除く

ひざ痛の原因は、加齢によってひざまわりの軟骨がすり減ったり、ひざ関節まわりの筋肉が衰え、体重を支えきれなくなることなどが挙げられます。ひざに痛みがあると歩くのがおっくうになり、運動不足や肥満につながるなど悪循環に。まずは、ひざ関節の動きをスムーズにし、必要な筋肉を鍛えましょう。また、ひざはきちんと伸ばすことで安定するので、まっすぐ伸ばす練習も大切です。

ひざ痛改善のためには、まず①「痛点ストレッチ」でひざのお皿の動きをよくし、②「座って片脚上げ」で前ももの大腿《だいたい》四《し》頭筋《とうきん》を刺激、ひざを伸ばしきれる脚をつくりましょう。さらに③「足指タッチ」で体を斜めに使いながら大腿四頭筋を強化。そして④「上伸びお尻浮かし」では、自分の体重で下半身の筋肉を鍛えていきます。最後に⑤「ひざで手つぶし」で年齢で衰えがちな内ももの筋肉、内転筋を強化し、ひざの安定性を高めます。

ひざ痛はお皿まわりを刺激

ひざ痛に欠かせないのが、ひざのお皿の動きをよくすること。痛点ストレッチ(P44)で可動域を広げ、ひざまわりの筋肉も鍛えます。

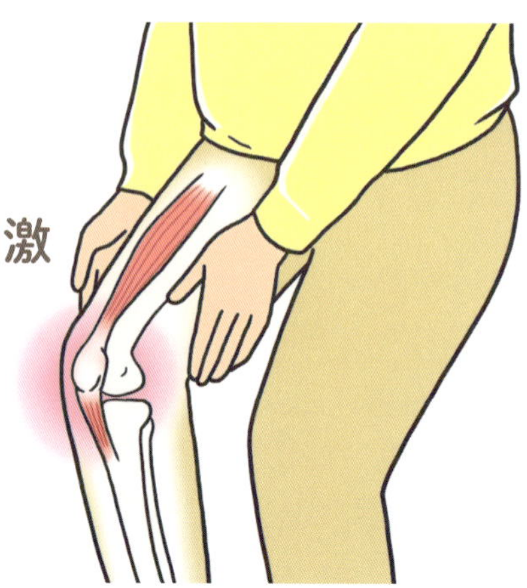

痛点ストレッチ

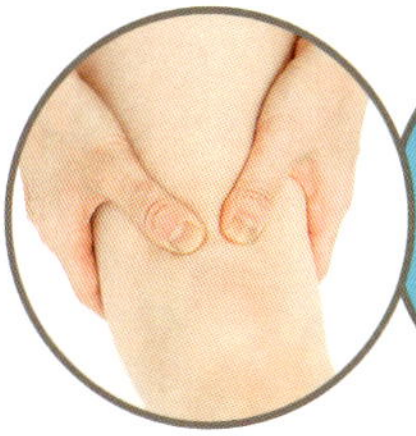

やり方は…
44
ページ

ひざのお皿の動きが悪くなると、痛みを引き起こす原因に。お皿を四方から動かし、可動域を広げましょう。

座って片脚上げ

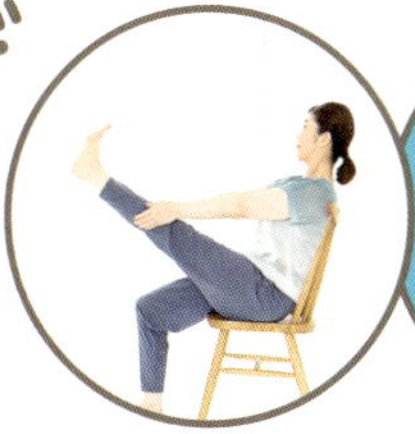

やり方は…
64
ページ

ももからかかとまでをまっすぐ伸ばそうとする動きで縮こまったひざまわりをストレッチ。

足指タッチ

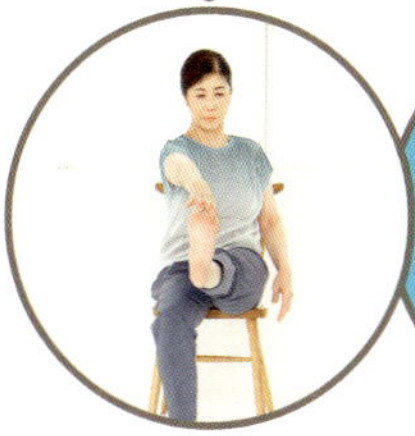

やり方は…
96
ページ

ひざをしっかり伸ばしてひざまわりの筋肉を強化します。同時に腹筋も鍛えて、身体のバランスも整えましょう。

上伸びお尻浮かし

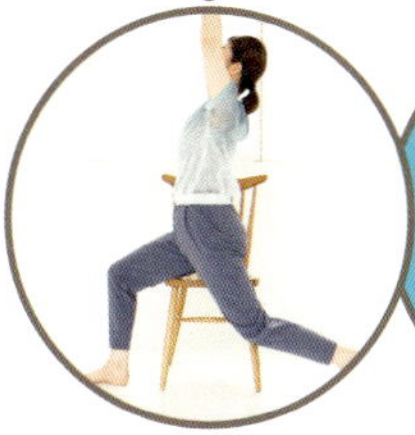

やり方は…
98
ページ

自分の脚の力だけで上半身を支えられる力をつけましょう。余裕があれば両手を上げてさらに強度を高めて。

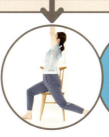

ひざで手つぶし

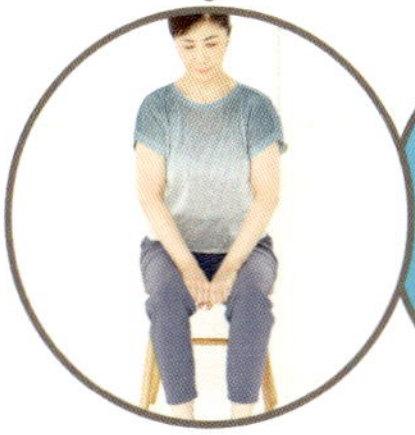

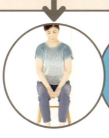

やり方は…
100
ページ

内ももの内転筋が強化されると、ひざが安定し、外に逃げがちな重心が中央に集まりバランスがとりやすく。

ひざ痛用
ヨガメニュー

足指タッチ

動画で
確認!

ひざをしっかり伸ばして前ももの筋肉を縮め、ひざまわりを安定させます。お腹を斜めに縮め、腹筋の力もつけましょう。

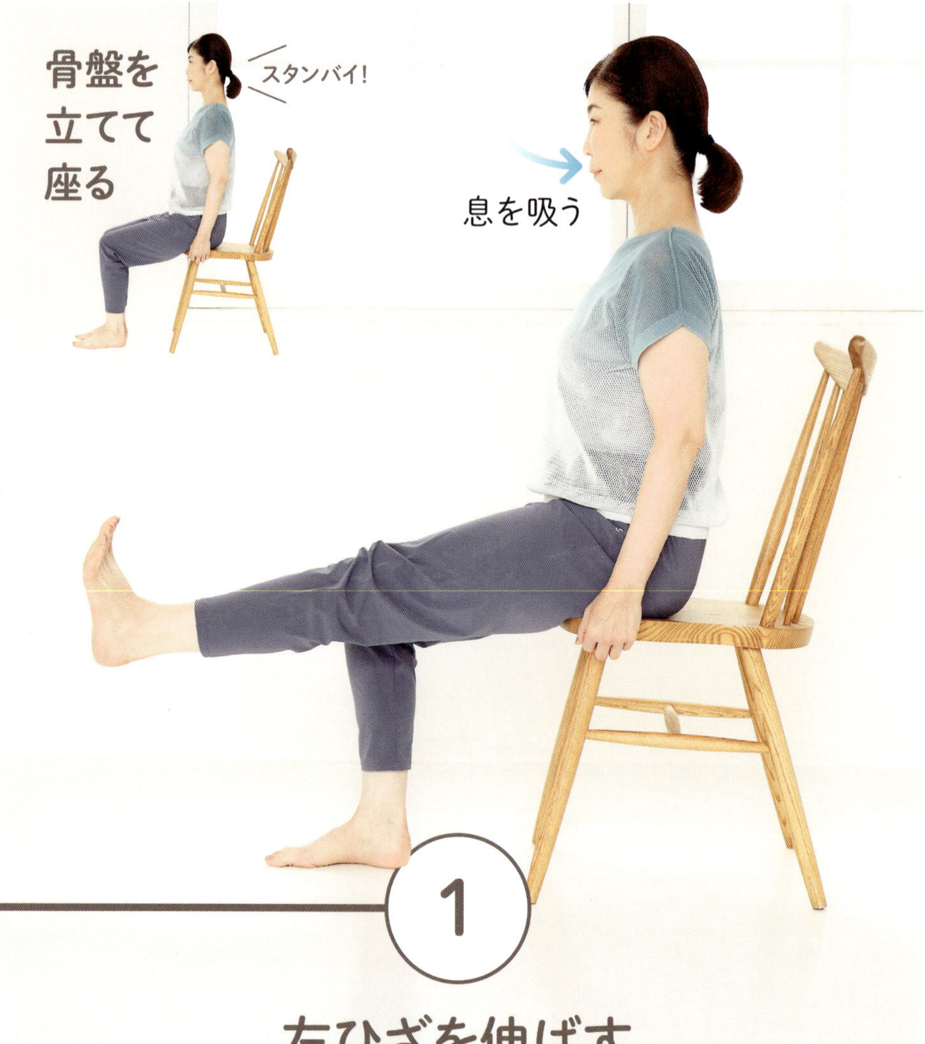

1

左ひざを伸ばす

両手で椅子の座面を持ち、背中を伸ばす。お腹に力を入れて目線は正面。息を吸って左ひざ下をももと一直線に伸ばす。

左右入れ替えて1セット×3回

チャレンジ!

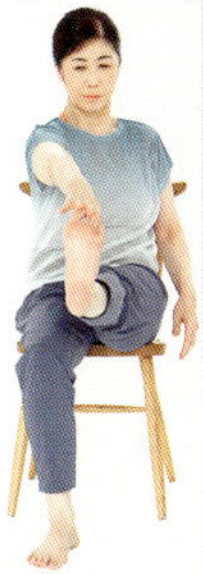

できる人はつま先に触ってみよう

背中はまっすぐ伸ばしたまま、股関節から前に倒れて。

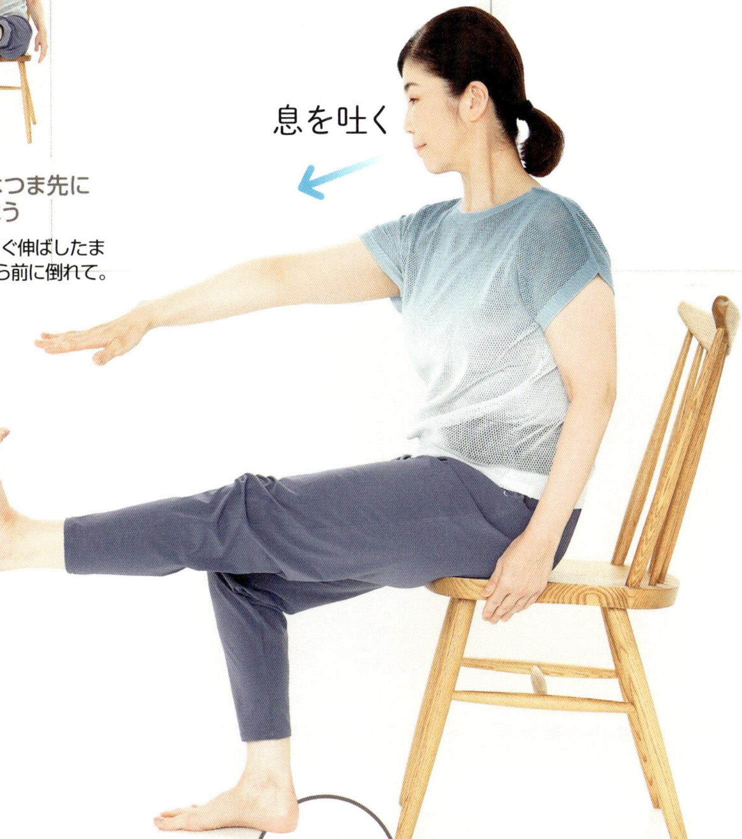

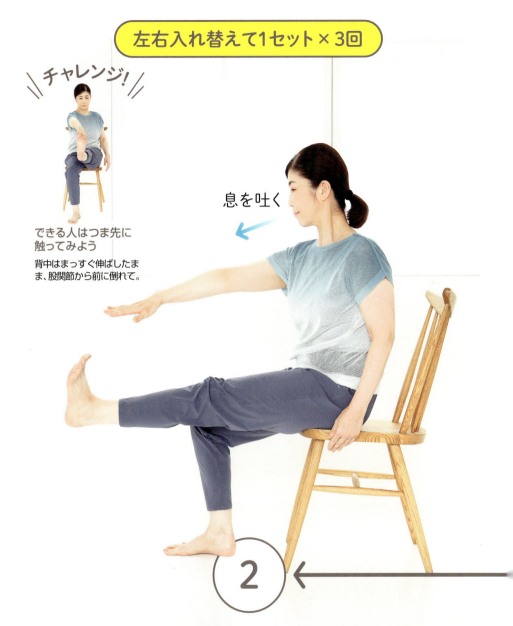

2 右手を伸ばして左のつま先へ!

息を吐きながら右手を椅子から離し、左のつま先に向けて伸ばす。目線は右手の先を見る。ひざが曲がらないように注意。反対側も行う。

ひざ痛用
ヨガメニュー

上伸びお尻浮かし

「大股前後開き」の進化版のポーズ。椅子の補助を使わず体重をしっかりかけて、下半身の筋力を強化します。余裕があれば椅子から手を離しましょう。

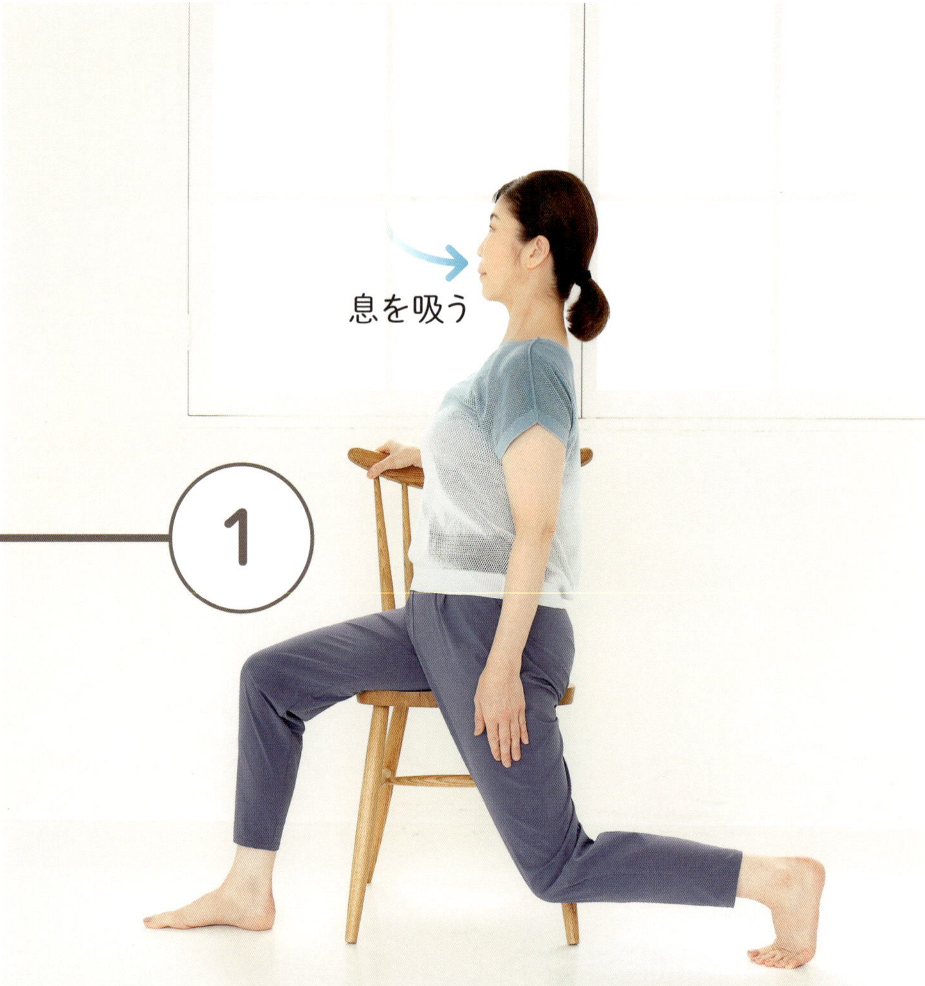

1

左足を後ろに引く

椅子に横向きに座り、右手を椅子の背、左手はももの横に伸ばす。息を吸って左足を一歩後ろへ下げる。前足はひざの下にかかと、後ろ足のつま先を立てる。

動画で
確認!

左右入れ替えて1セット×3回

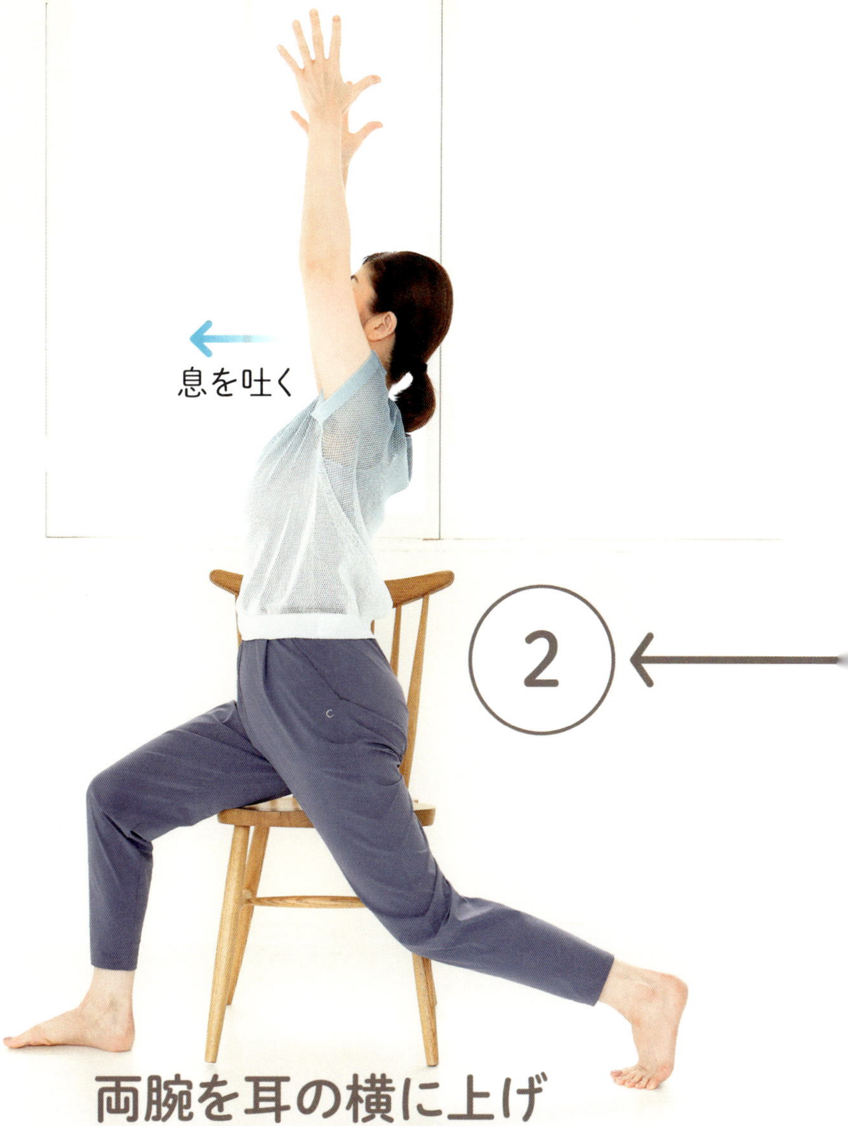

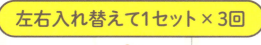

両腕を耳の横に上げ
椅子からお尻を浮かす

2~3 呼吸

息を吐きながらお腹に力を入れ、椅子からお尻を浮かせる。上半身はまっすぐに。余裕があれば両腕を上へ伸ばす。そのまま2〜3呼吸して。反対側も。

ひざ痛用
ヨガメニュー

ひざで手つぶし

ひざの内側を支える筋力が低下すると体重が外側にかかりやすくなり、ひざが外に開いてO脚傾向に。その結果、軟骨がすり減り炎症を引き起こす原因になります。両脚を内側に寄せる内転筋を鍛えてひざを安定させ、変形を予防。

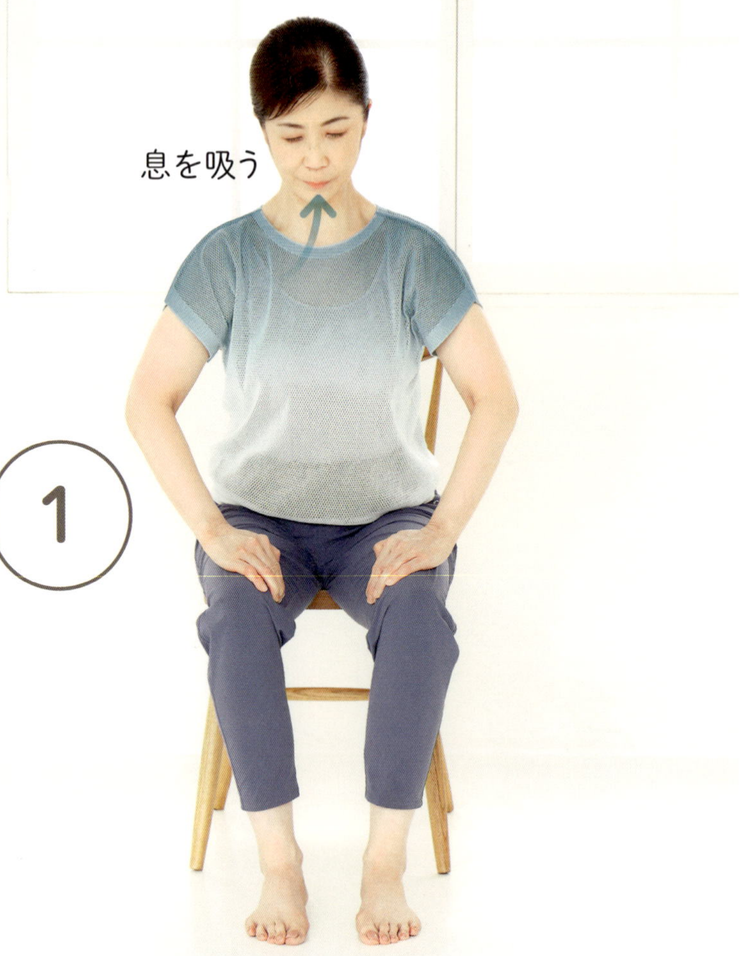

1

内ももに手をおく

椅子に座り、背中を伸ばして足を肩幅に開く。両手を内ももの上におく。目線はもも、息を吸う。

動画で
確認!

①→② 1セット × 3回

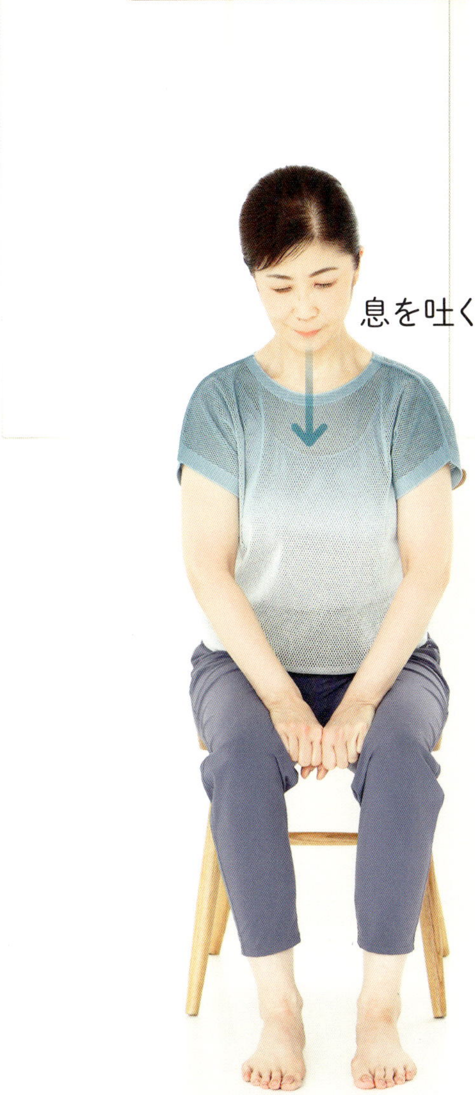

2

ひざを閉じてこぶしをつぶす

2~3
呼吸

両手を軽く握ってももの間に入れる。息を吐きながらそのこぶしをつぶすようにひざを閉じる。背中が丸まらないように2～3呼吸キープ。

症状別ヨガMENU

股関節痛

股関節を柔らかく、かつ安定させる

股関節は上半身と下半身をつないでいる、体の中でも一番大きな関節です。骨盤の左右の窪みに大腿骨の骨頭という球体の骨がはまっているのですが、この角度や深さは非常に個人差が大きく、人によって可動域に違いがでてきます。

股関節痛の中には、股関節の骨や軟骨のすり減りによる変形や、股関節まわりの筋肉の炎症によって起こるものがあります。股関節に痛みが生じると運動はもちろん、立ったり歩いたりといった日常生活に不自由が生じてしまいます。

股関節痛改善のために、まず①「ひざ曲げパタパタ」そして②「ひざ伸ばしパタパタ」で脚を小刻みに動かし、股関節のまわりの血液や関節液のめぐりをよくしていきましょう。そして③「ツリー（木）」で片脚のバランスにチャレンジし、体幹とお尻を鍛え、股関節を安定させます。最後に④「三角のポーズ」でお尻全体を鍛えていきましょう。

股関節痛はゆらしてほぐす

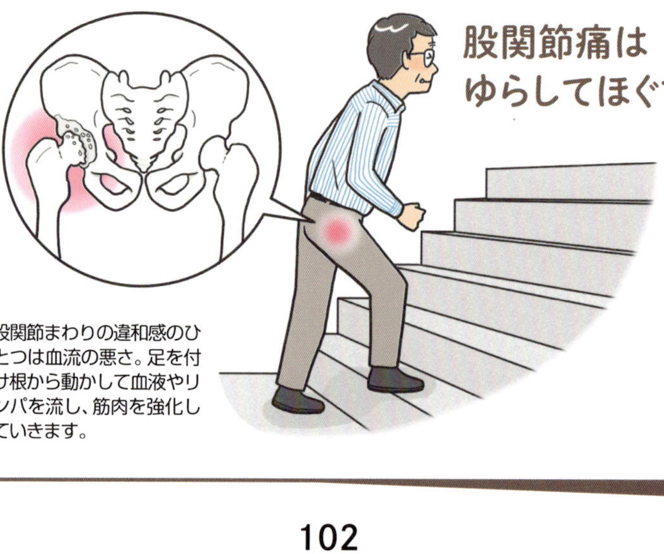

股関節まわりの違和感のひとつは血流の悪さ。足を付け根から動かして血液やリンパを流し、筋肉を強化していきます。

ひざ曲げ

パタパタ

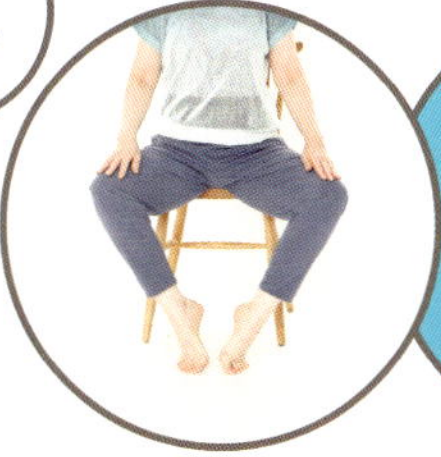

ひざを曲げた状態で、ひざを閉じたり開いたりさせます。まずは股関節を大きく動かしていきましょう。

やり方は…104ページ

ひざ伸ばし

パタパタ

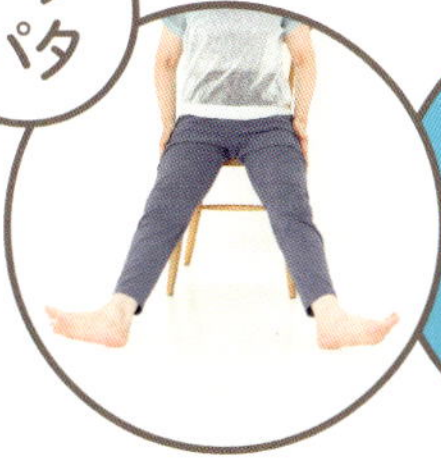

次にひざを伸ばした状態で、脚を内外に回します。小刻みに動かして、股関節まわりの血流をよくしていきます。

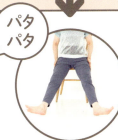

やり方は…106ページ

ツリー（木）

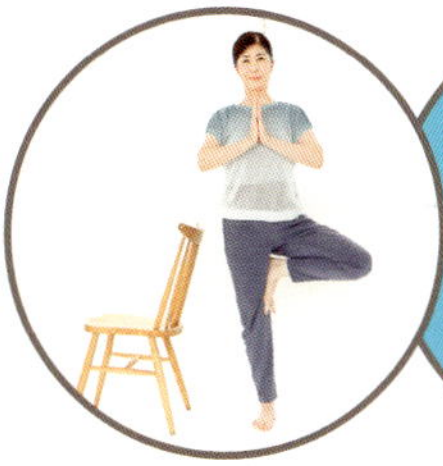

片脚立ちのポーズで、体幹やお尻の筋肉を鍛えます。足裏や全身のバランス感覚を鍛える効果も。

やり方は…78ページ

三角のポーズ

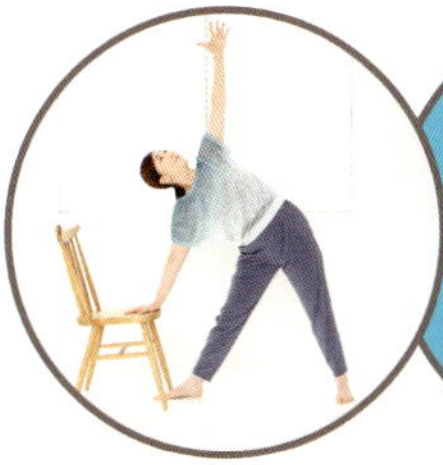

脚全体の筋肉を鍛え、上半身を倒すことでバランス力も高まります。股関節から動く意識を高めましょう。

やり方は…108ページ

股関節痛用
ヨガメニュー

ひざ曲げパタパタ

貧乏ゆすりをする要領でひざをパタパタ動かし、股関節周りの循環をよくします。リズムよくパタパタと動かしましょう。

1

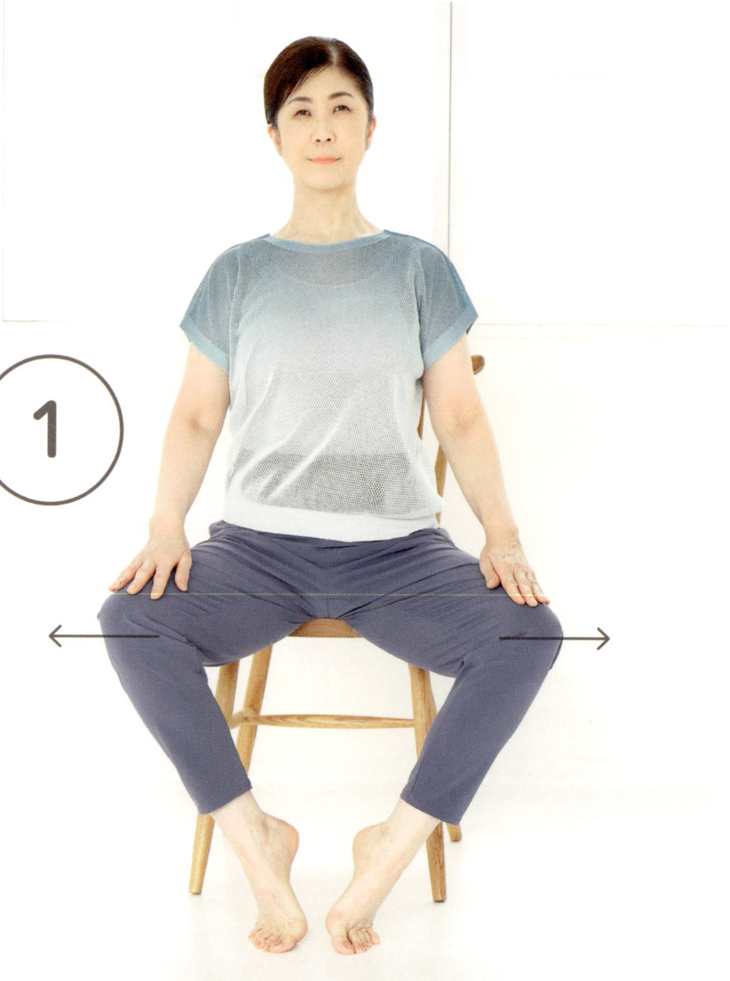

両ひざを広げる

両足をそろえて座り、お腹に力を入れて背中を伸ばす。つま先立ちになり、ひざを左右に広げる。両手はもものの上におき、目線は前。

動画で確認!

①→② 1セット×3〜4回

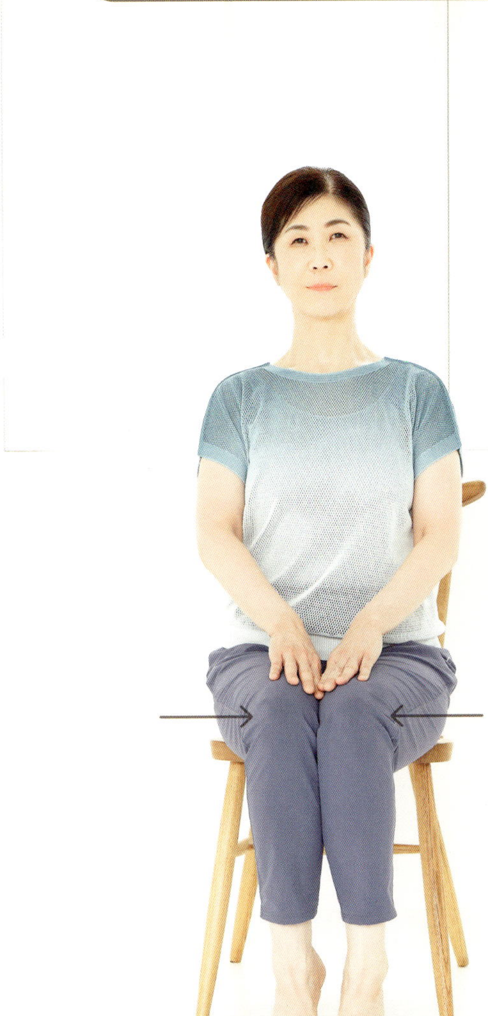

2

両ひざを閉じる

次にひざを閉じる。姿勢が崩れないように、ひざの閉じ開きを繰り返す。

股関節痛用
ヨガメニュー

ひざ伸ばしパタパタ

「ひざ曲げパタパタ」をひざを伸ばして行いましょう。脚の付け根から脚全体を動かし、股関節まわりのめぐりを促しましょう。

1

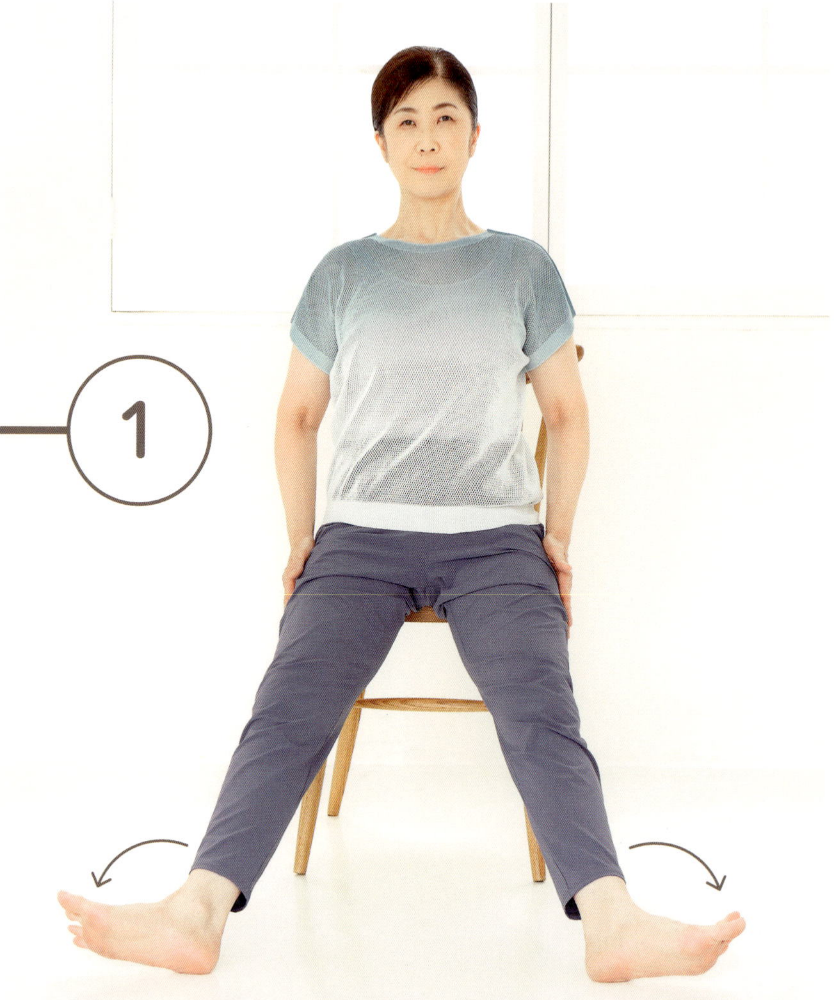

両ひざを広げつま先を外へ

動画で
確認!

背中を伸ばして座り、両手はももの横に添える。軽く脚を開いてひざを伸ばし、つま先を立てる。両脚のつま先を外へ倒す。

①→② 1セット×5～10回

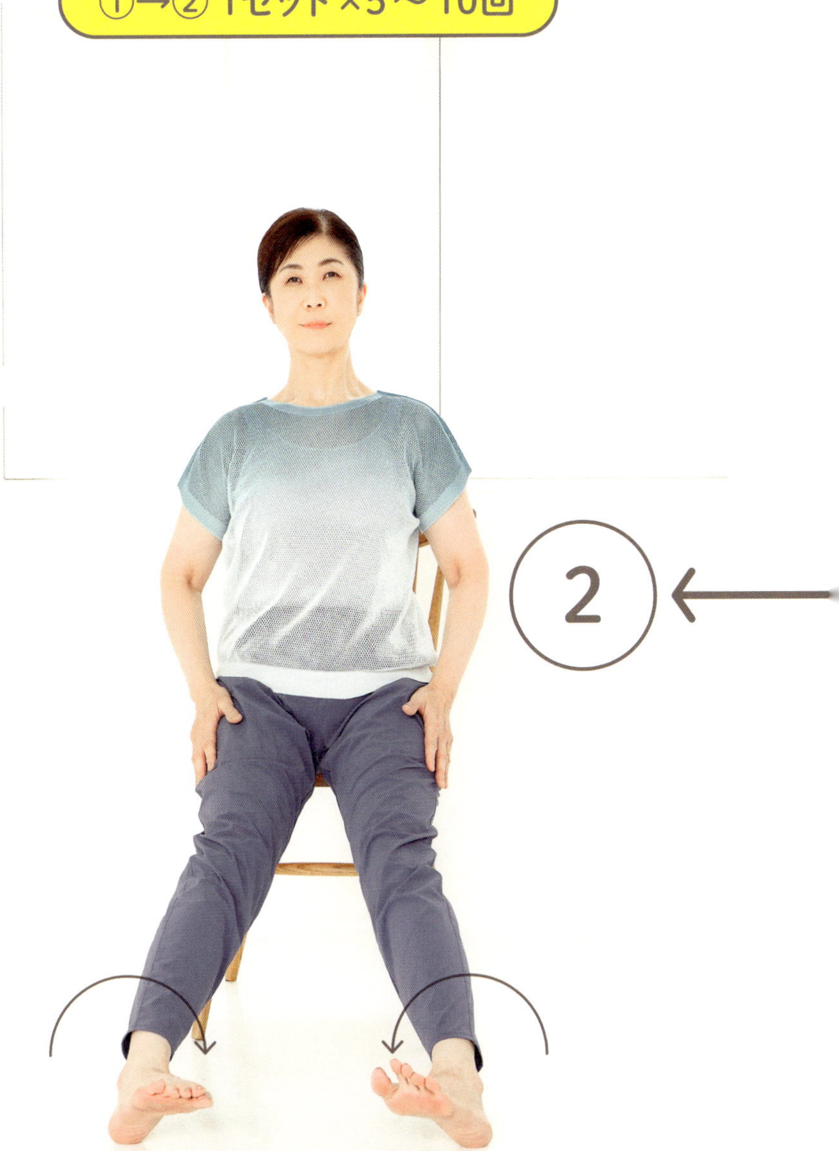

つま先を内へ

次に両足のつま先を内に倒す。背中が丸まらないように気をつけながら、外・内とリズミカルに5～10回繰り返す。

股関節痛用
ヨガメニュー

三角のポーズ

ヨガでも有名な三角のポーズは、脚や体幹を鍛え、骨盤と背骨を連動して動かし股関節まわりを伸ばします。椅子を使い柔軟性に合わせて体を倒す角度を調整しながら行いましょう。

1

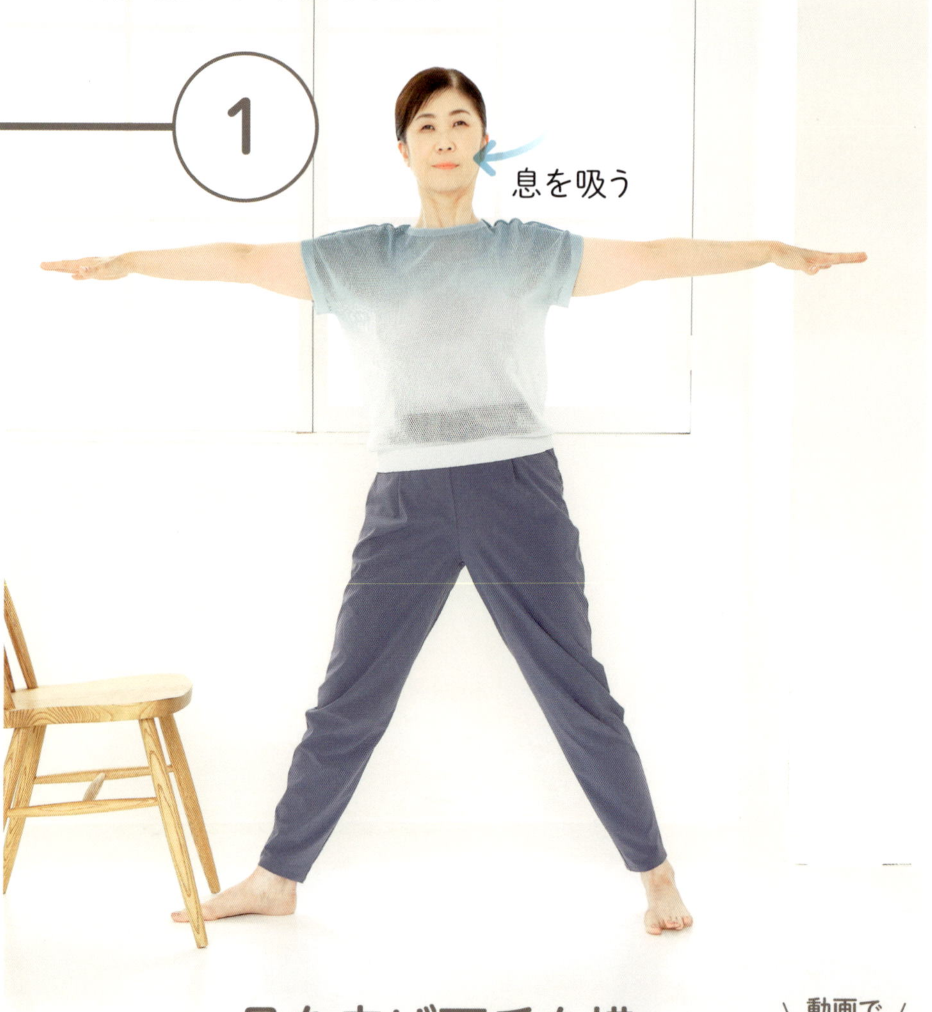

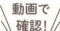

足を広げ両手を横へ

椅子の横に両足を大きく広げて立ち、右足は椅子のほうに向ける。両腕を肩の高さに伸ばす。お腹に力を入れて背中を伸ばし、目線は正面、息を吸う。

動画で
確認!

左右入れ替えて1セット×2回

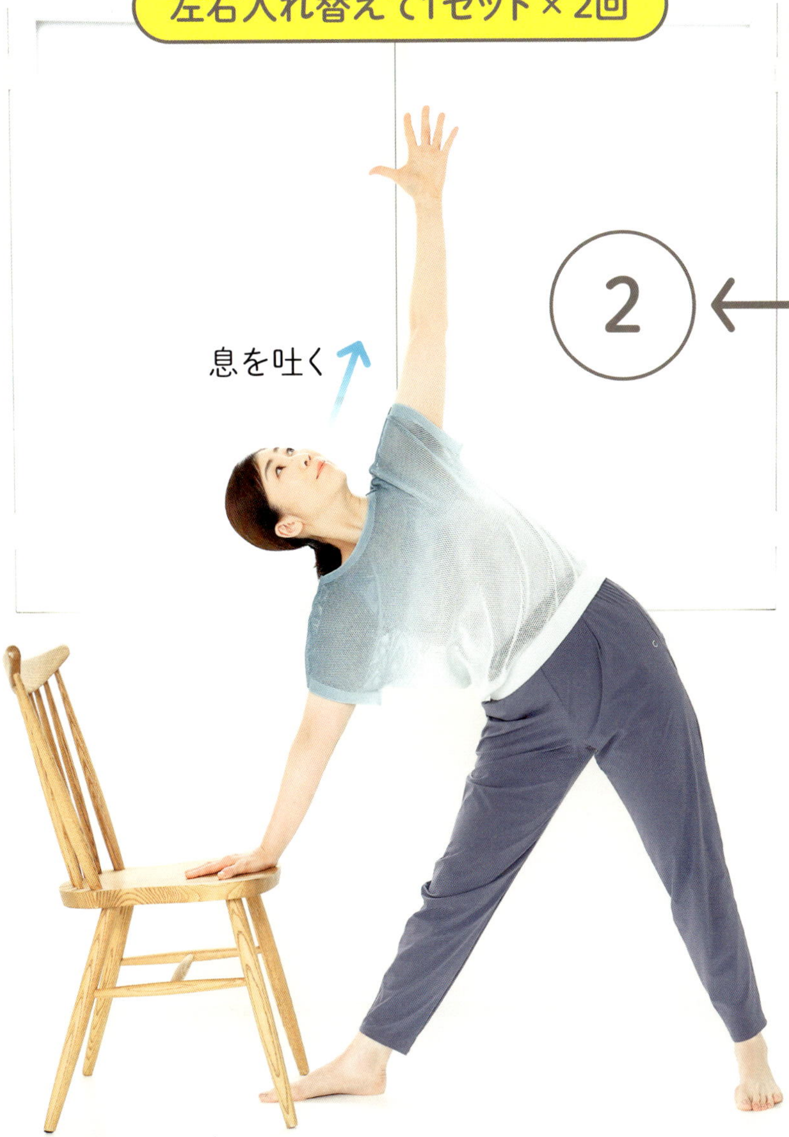

2

右側に倒れ椅子に手をつく

2~3 呼吸

息を吐きながら体を右に倒し、右手を椅子の座面につく。骨盤の向きは正面、目線は左手の先を見る。2～3呼吸キープ。反対側も同様に行う。

ドクターズ
コラム
SPECIAL

痛みや不安…心にも効くヨガ

整形外科外来には痛みを訴える患者様がたくさんいらっしゃいます。我々整形外科医はそれらの痛みを見極めて診断をつけ、治療の提案をしていきますが、私は、痛みに対しては“ねちっこく”問診をします。それは「痛みは脳が感じているものである」から。個人差が大きいのです。

よく医学生への授業でもそう話しています。血が出た指が痛いのではなく、血が出た指を見た脳が痛いと認識するわけです。もちろん脳が痛みを認識するための神経伝達物質や経路が備わっているのですが、その痛み物質を痛いと感じるところには個人差が生じています。子供が頭をぶつけたとき、母親が大笑いをしているか、「大丈夫？」と過剰に心配してくるかでその子どもの痛みの認知が変わるのは容易に想像可能です。

加齢による運動器の変化はある程度は仕方のないことです。病気によるものではない痛みと、長く付き合っていかなくてはならないこともあります。そんなとき、ヨガの「イマココ」という考え方をおすすめしています。過去や未来のことではなく今この瞬間だけに注意を注ぐ手法です。私は、このヨガの考え方が好きなのですが、やろうとすると実はなかなか難しい。そこで毎日手帳に一言、感謝できる事柄を見つけて書き留める、それが難しい、面倒だという人は呼吸法を。呼吸法は「イマココ」を行うにはうってつけです。そのやり方をご紹介します。

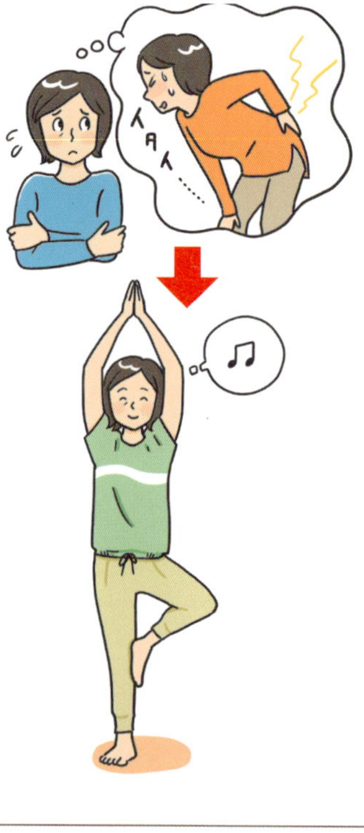

【イマココ思考トレーニング】

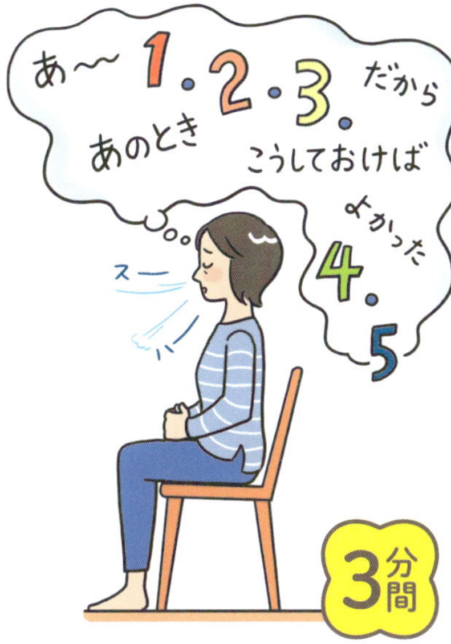

①

目をつぶって呼吸をひたすらカウント

椅子に座って背中を伸ばし、そっと目を閉じる。呼吸に集中し、1、2、3、4と呼吸を数えていく。ほかのことを考え出したことに気づいたら、その思考を止めてまた呼吸のカウントに戻る。慣れてきたら4秒かけて息を吸い、4秒かけて息を吐いて。

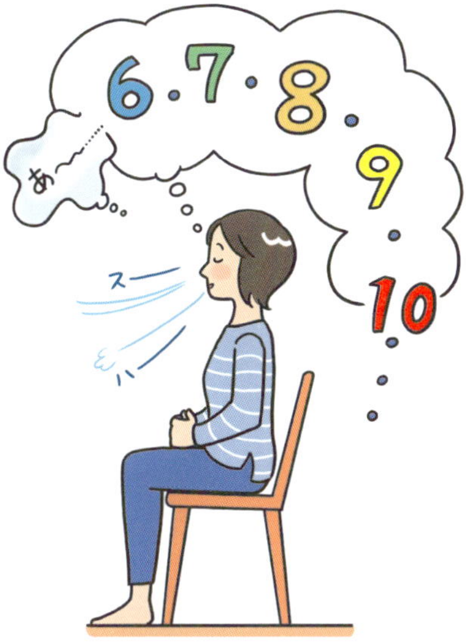

②

気づくとカウントのことだけに集中したらストップ

呼吸のカウントを続け、息を吸って吐くことだけに集中できるようになったら終了の合図。はじめはタイマーなどをかけ、短い時間から試してみるのがおすすめ。呼吸は吐く息をどんどん長くし、4秒かけて息を吸い、8秒かけて息を吐けるようになるのが理想。

ドクターズ
コラム
SPECIAL

自律神経のバランスも整う

呼吸や体温、心拍数、代謝などを自動的に調整してくれる神経を自律神経と呼びます。この自律神経には、活動するときにアクセルのような働きをする交感神経と、休息やリラックスをするときにアクセルを緩めるように働く副交感神経に分けられます。自律神経は私たちの意志ではコントロールはできませんが、唯一これに干渉できる手段があります。それが呼吸法です。

目を閉じて吸う息より吐く息を長くするヨガの呼吸法を20分以上行うと、副交感神経のスイッチになり、それを継続することで物事の認知を司る前頭前野にアプローチすることが可能といわれています。

幸せホルモンといわれるセロトニンとも深い関係があるといわれており、前頭前野の血流増加や記憶力向上などの効果があることがわかっています。

交感神経と副交感神経は、必要なときに切り替えることが大切。ヨガなど心地よい運動は副交感神経が優位になるというデータがあるので、痛みや不安から抜け出せないとき、神経が過敏になってしまっているときは、ぜひ呼吸法を取り入れてみてください。

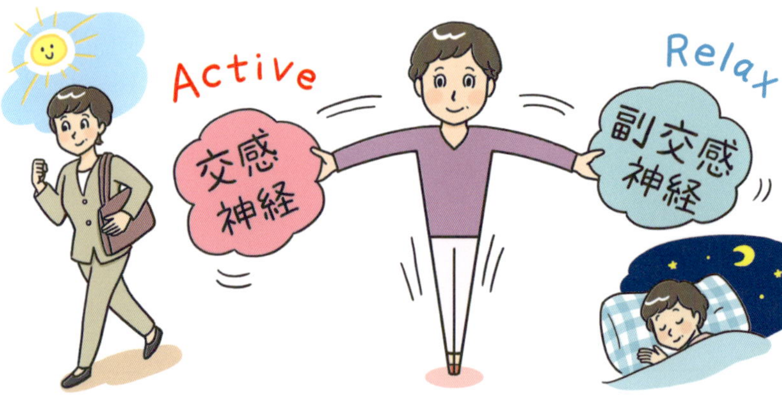

ドクターズ
コラム
SPECIAL

少しのことに感謝して前向きな晴ればれ気分に

20代前半で医師になり、今まで仕事を続けていると、周りの友人とは少々「死」に対する見方が違っていると感じることがあります。日々の外来では、常に年齢とともに変わる体の変化を診察し、外来に来てくださる方々との会話・治療を行ってきて、私は本当にたくさんのことを学ばせていただきました。

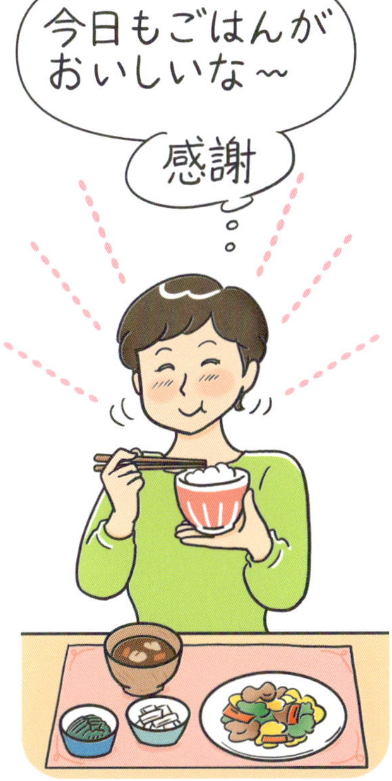

例えば体の痛みや不具合に対し思うように接してくれない家族に文句を言い続け、孤独になってしまった方。一方で、最初の診断で自分の病気を見落とされたことよりも、次のときに見つけてくれたことに対する感謝を胸に他界していった方もいらっしゃいました。

私は、さまざまな生き方がある中で、どうせ生きるなら周りのいいところを見つけて生きていったほうが幸せだなと感じています。

とはいえ痛みや不安に駆られたときは、悪い情報ばかりが目につき「負の連鎖」が始まってしまいます。医学部入学後、病気の話ばかり聞いているとすべてが自分の症状と一致していると思ってしまう時期がありました(笑)。

そこでおすすめなのが、日常の中に感謝をみつける「ありがとう日記」です。生活の中で、感謝できることを探す意識が育まれ、自分の中の何かが変わるきっかけになるかもしれません。

【ありがとう日記のすすめ】

過去や未来について心配せずに、今のよいことや、感謝できることに注意を向ける——これを実践するには、1日の最後にその日の感謝を書いてみることがおすすめ。自分がどれだけ恵まれているか、今できることがどれほどあるかを味わってみましょう。

何をしたか、どこへ行ったか、誰と会ったか、その日の出来事を簡単に書いておきましょう。

血圧など気になっている数値がある人はその数値や、服薬の記録、自己の感じで大まかに体調の良し悪しなどを振り返って書いてみましょう。

家族のために家事ができた、隣の人にあいさつして話せたなど、簡単なことでOK。「おかげさまで」気持ちよく過ごせたことを記入。

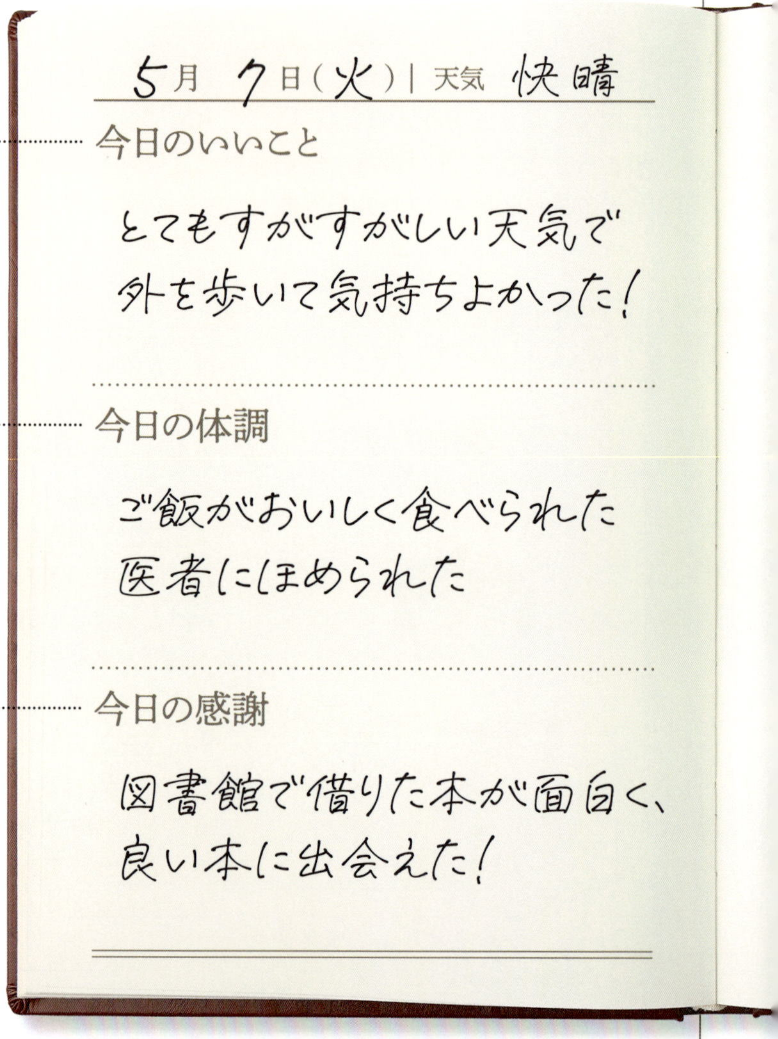

5月 7日(火)｜天気 快晴
今日のいいこと
とてもすがすがしい天気で
外を歩いて気持ちよかった!
今日の体調
ご飯がおいしく食べられた
医者にほめられた
今日の感謝
図書館で借りた本が面白く、
良い本に出会えた!

DOCTOR'S HOME YOGA

第7章

脳と体のつながりをよくするあべこべ体操

ここからは手と足、右と左で別々の動きをして脳を刺激していきます。記憶力や集中力、判断力が鍛えられます。椅子に座って無理なく、楽しみながらチャレンジしましょう。

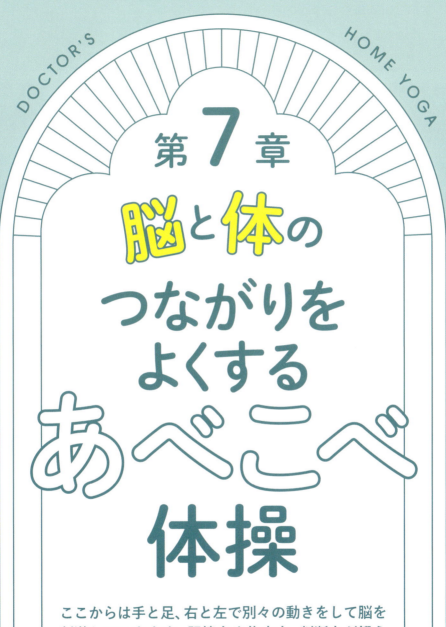

あべこべ体操
【難易度】
★☆☆

グーパー歩き

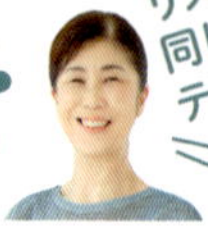

パー

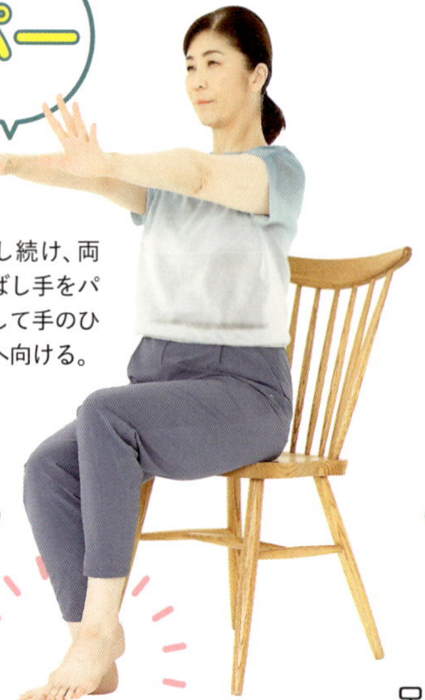

前へ

足は動かし続け、両ひじを伸ばし手をパーの形にして手のひらを正面へ向ける。

グー

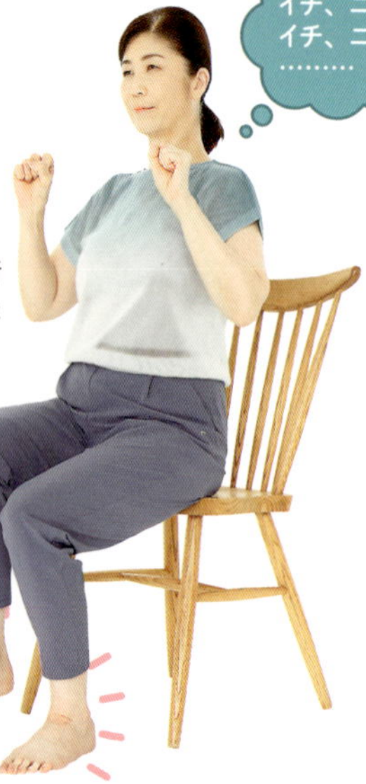

胸の前で

歩く要領で足踏みを行う。動きに慣れてきたら両手を胸の前で軽く握りグーの形に。

足はずっと
足踏みを

パー

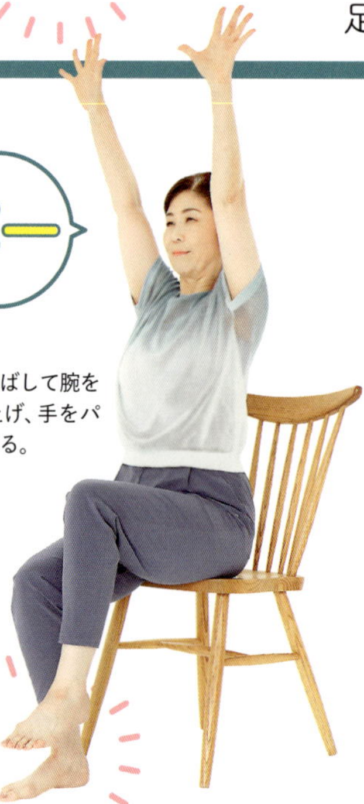

上へ

両ひじを伸ばして腕を頭の上へ上げ、手をパーの形にする。

グー

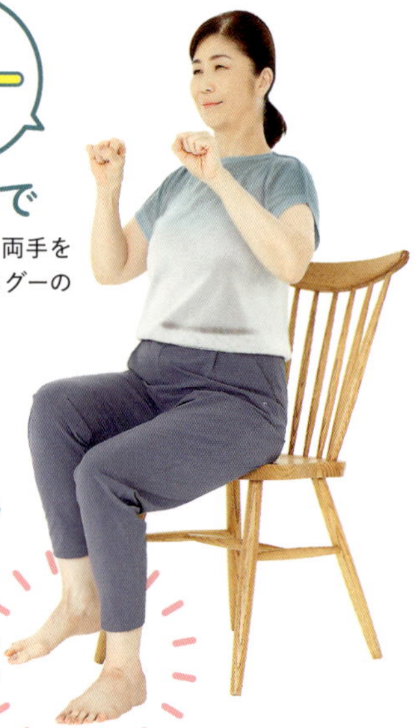

胸の前で

ひじを曲げ、両手を胸の前で握りグーの形に。

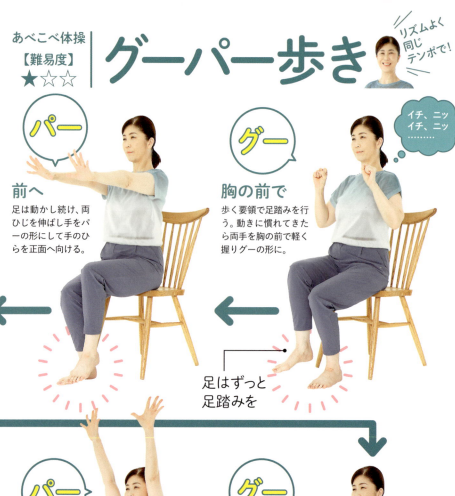

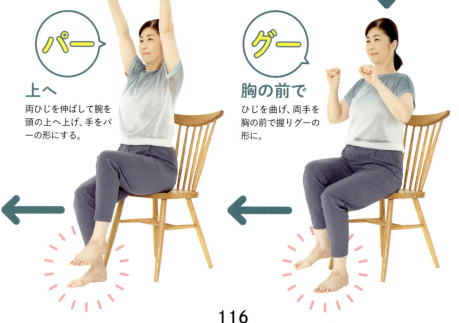

動画で
確認!

椅子に座って足踏みを続けながら、両手をグーやパーの形にして腕を曲げ伸ばしします。椅子には浅く座り、お腹に力を入れ、背中をまっすぐに伸ばして行って。

グー

胸の前で

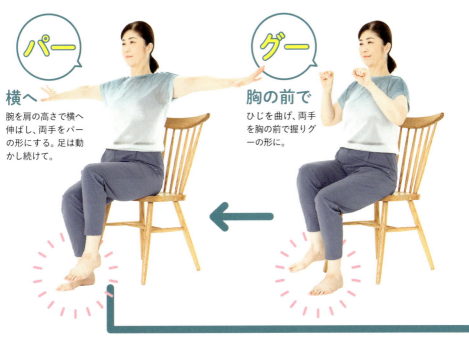

ひじを曲げ、両手を胸の前で握りグーの形に。

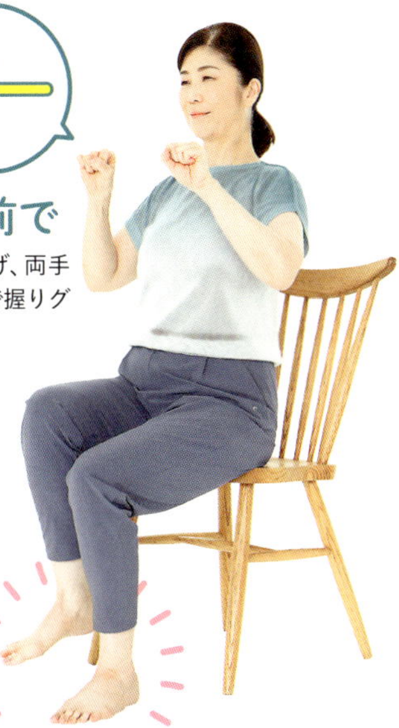

パー

横へ

腕を肩の高さで横へ伸ばし、両手をパーの形にする。足は動かし続けて。

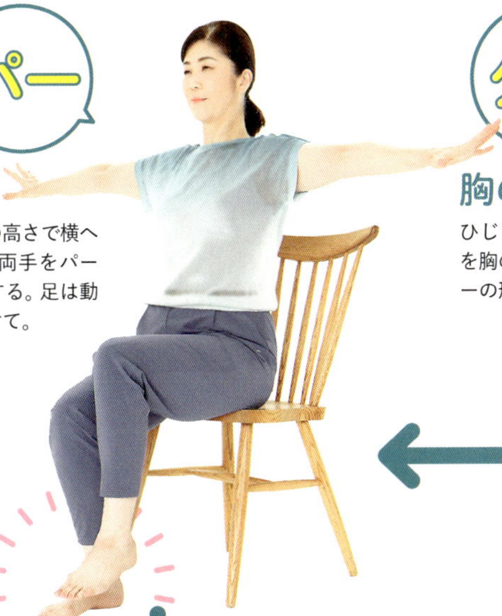

グー

胸の前で

ひじを曲げ、両手を胸の前で握りグーの形に。

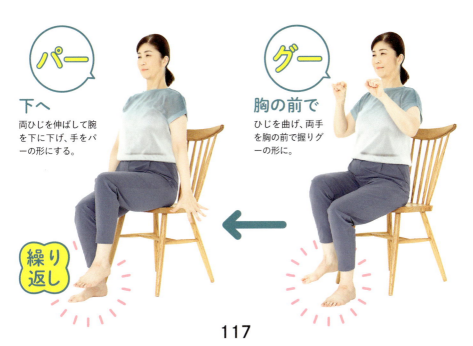

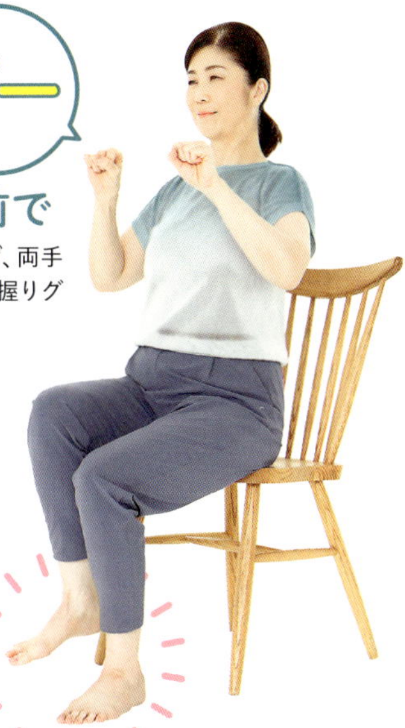

パー

下へ

両ひじを伸ばして腕を下に下げ、手をパーの形にする。

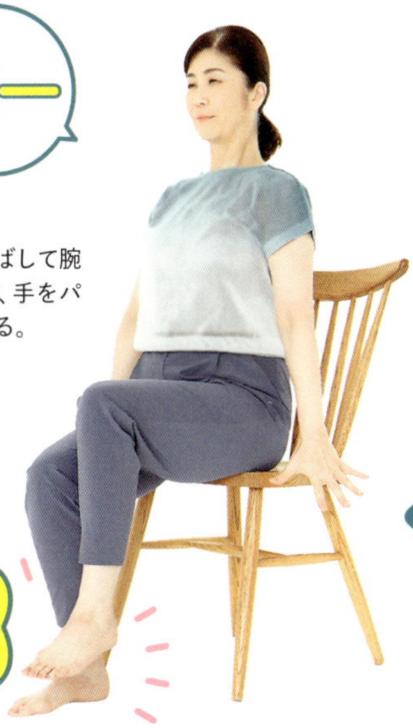

繰り返し

あべこべ体操

【難易度】★★☆

パーグー歩き

グー

前へ

足を動かし続けながら、両ひじを伸ばして手をグーの形にして前へ。

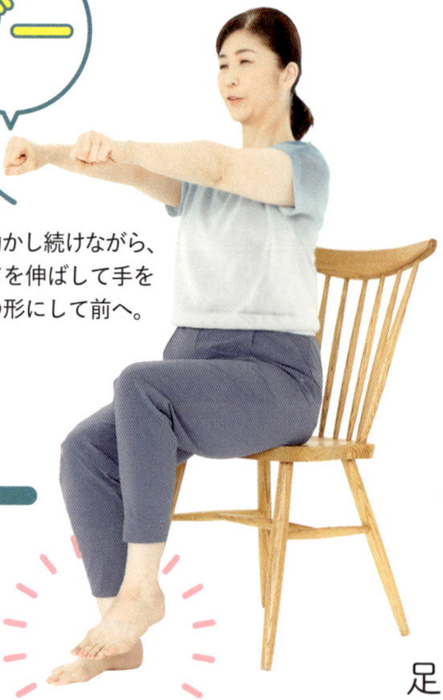

パー

胸の前で

歩く要領で足を動かす。足の動きに慣れてきたら、両手を胸の前で広げパーの形に。

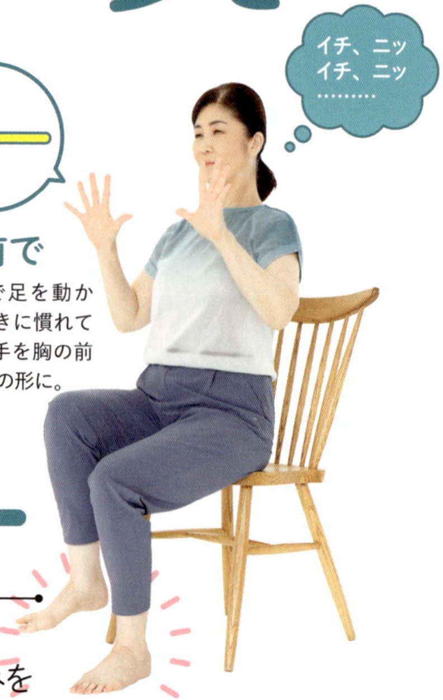

足は足踏みをしながら

グー

上へ

両ひじを伸ばして腕を頭の上へ上げ、手をグーの形にする。

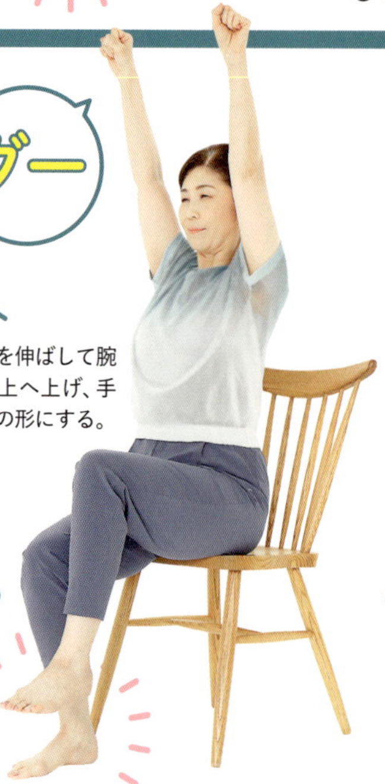

パー

胸の前で

ひじを曲げ、両手を胸の前で開いてパーの形に。

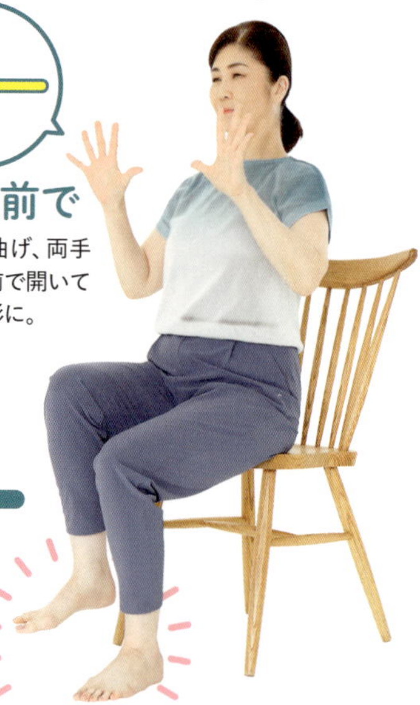

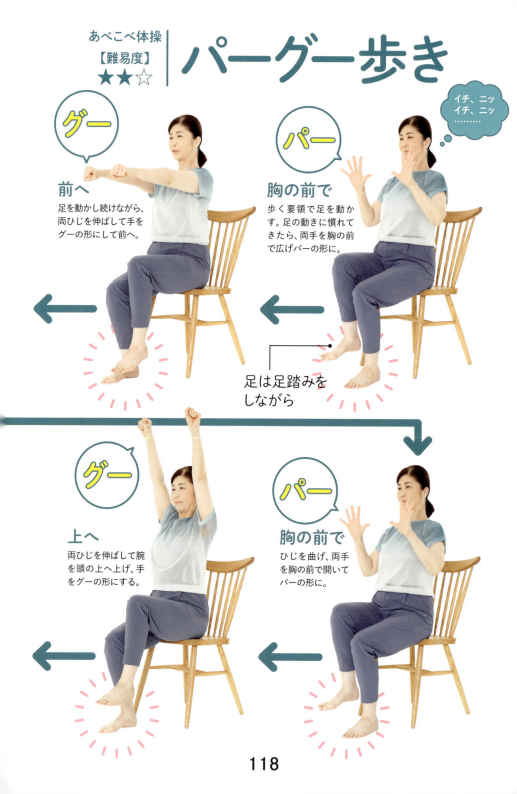

動画で
確認！

前ページのグーパー運動の手の形を逆にし、パーからグーにして動いていきましょう。息を止めないように気をつけながら、ひざをしっかり上げるとより効果的です。

グー

横へ

腕を肩の高さで横へ伸ばして、両手をグーの形にする。足は止めないように動かし続けて。

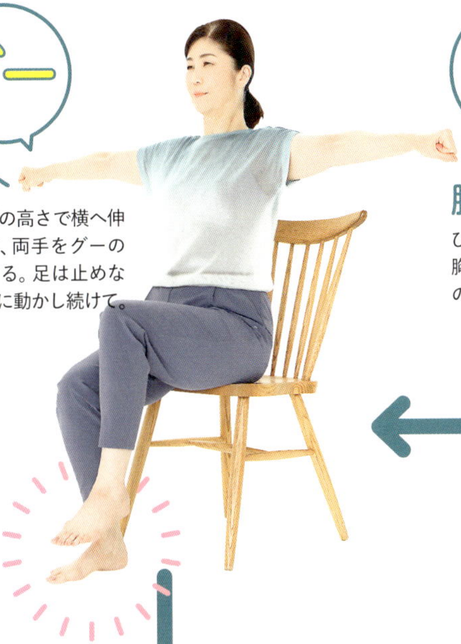

パー

胸の前で

ひじを曲げ、両手を胸の前で開いてパーの形に。

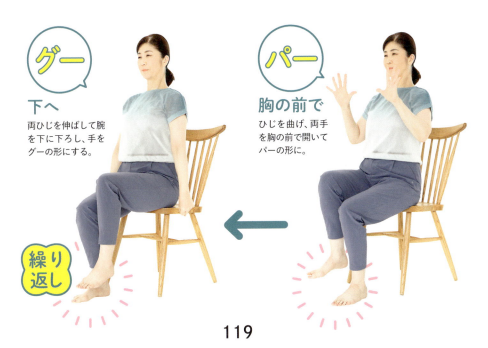

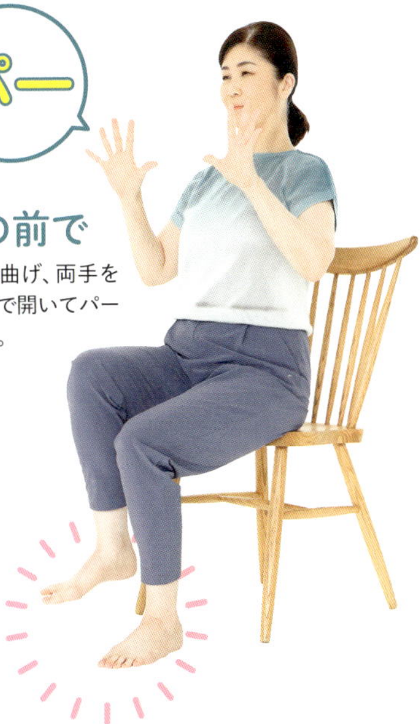

グー

下へ

両ひじを伸ばして腕を下に下ろし、手をグーの形にする。

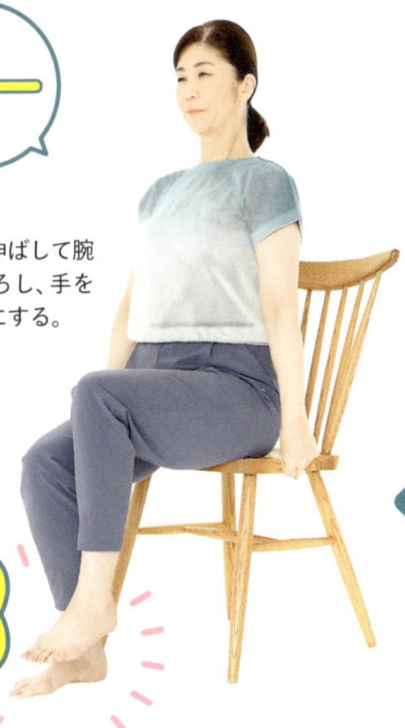

繰り返し

パー

胸の前で

ひじを曲げ、両手を胸の前で開いてパーの形に。

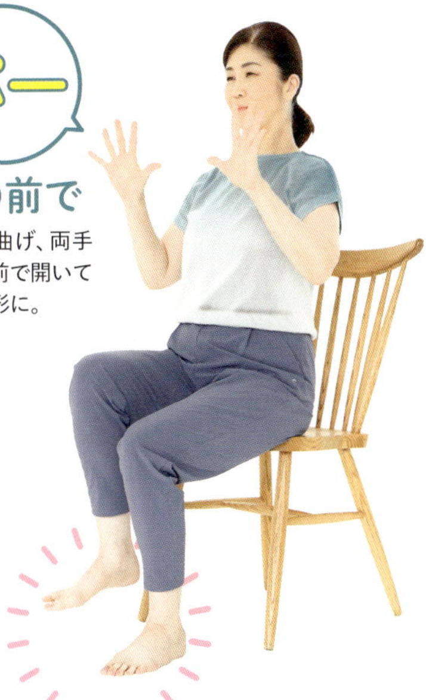

あべこべ体操

【難易度】★★★

あべこべ歩き

右手を上に

左手は肩、右腕を上へ伸ばす。足は動かし続ける。

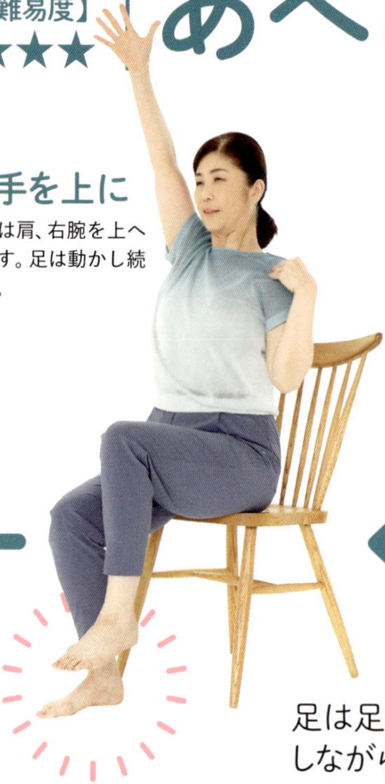

左手を上に

足は足踏みする。右手を肩、左腕を上へ伸ばす。

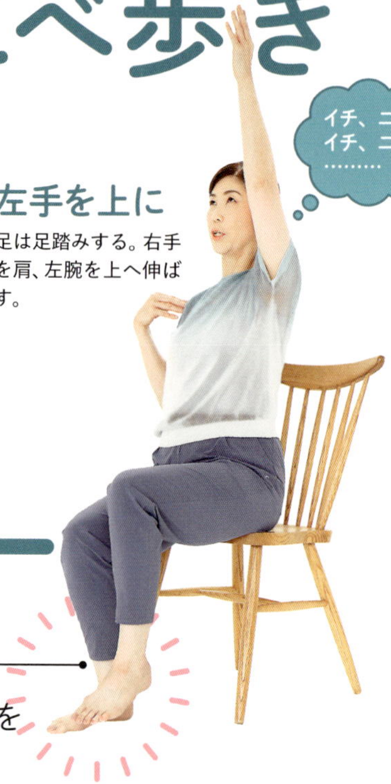

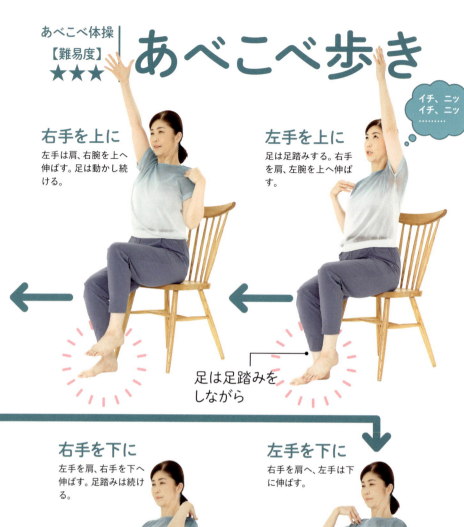

右手を下に

左手を肩、右手を下へ伸ばす。足踏みは続ける。

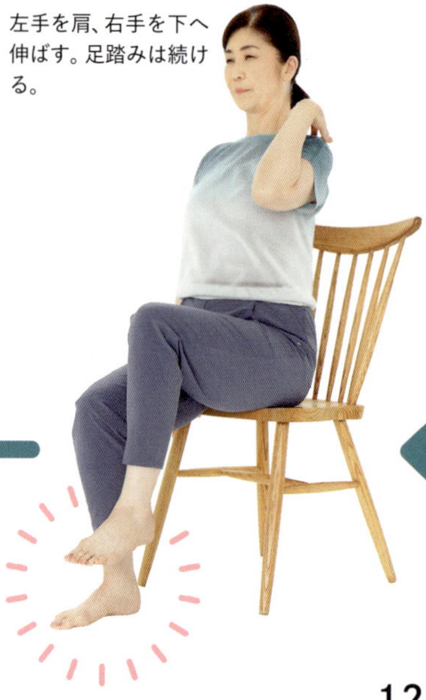

左手を下に

右手を肩へ、左手は下に伸ばす。

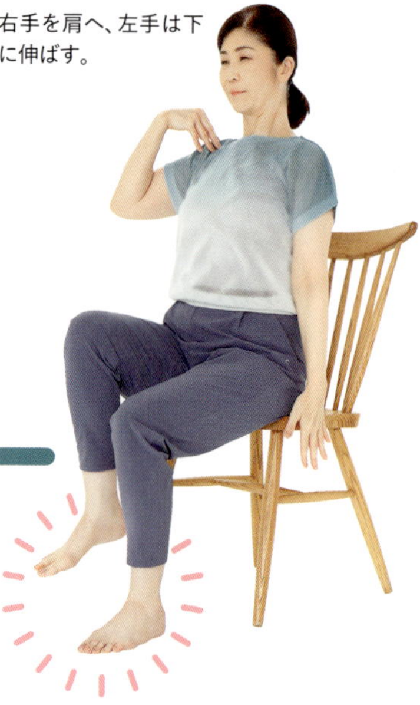

動画で確認!

これまでは両腕が同じ動きをしていましたが、ここでは左右の腕の動きが別々に変わります。手の動きに慣れてから足踏みを追加するでもOKです。

右手を横に

左手を肩に、右腕を肩の高さで横に伸ばす。

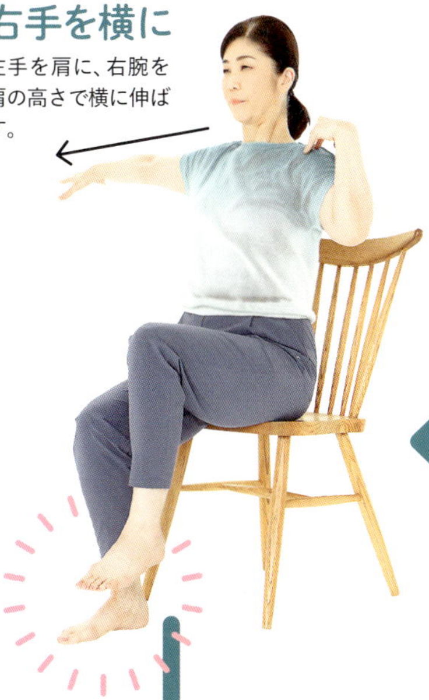

左手を横に

右手を肩へ、左手は肩の高さで横に伸ばす。

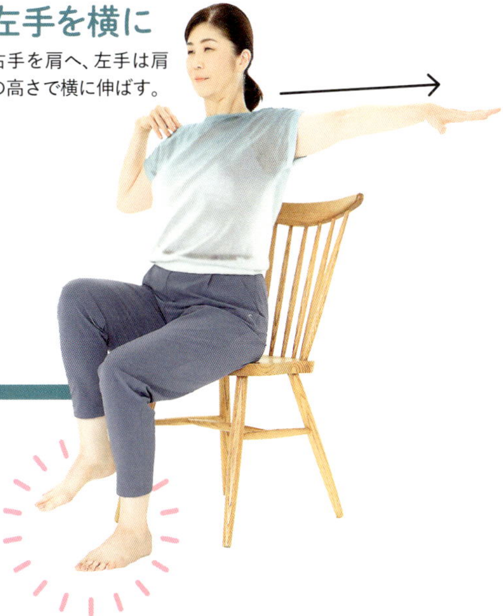

右手を前に

右腕を肩の高さで前に伸ばす。左手はそのまま。

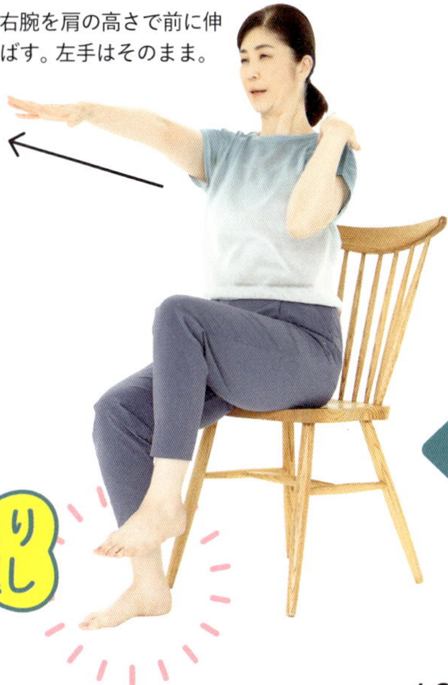

左手を前に

右手を肩、左手を前に伸ばす。

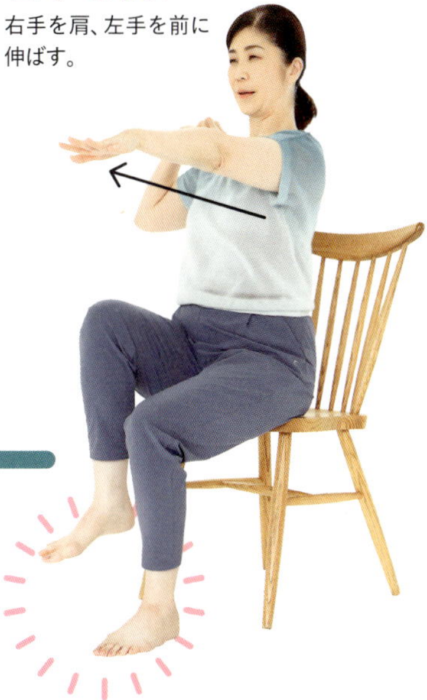

繰り返し

あべこべ体操【難易度】MAX!

あべこべジャンプ

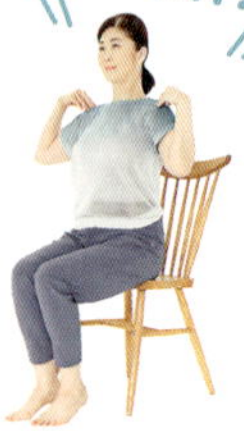
START!

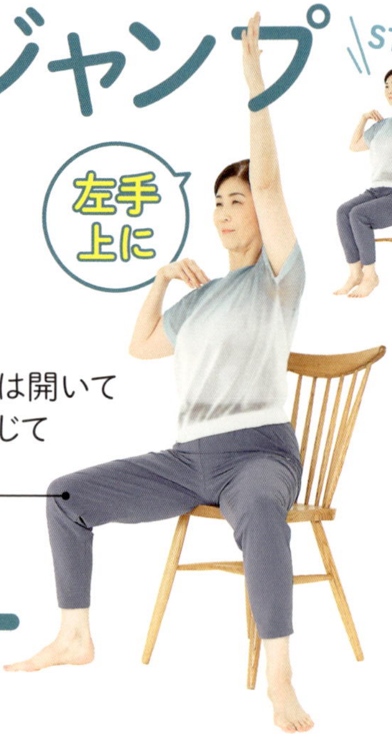
左手上に
足は開いて閉じて

両ひざを閉じる、開くの動きを繰り返す。慣れてきたら脚を開き、右手を肩につけ、左腕を上へ伸ばす。

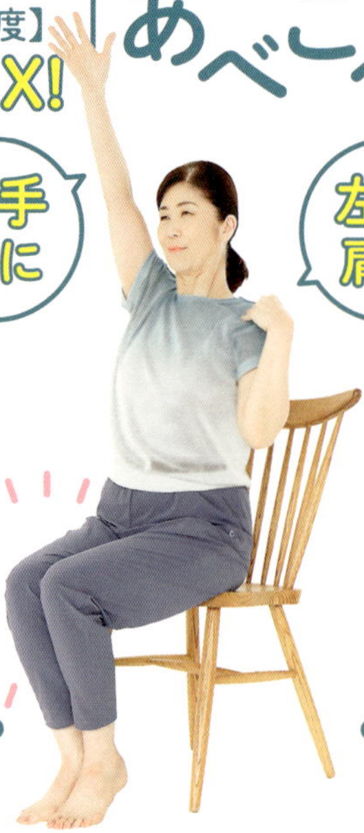
右手上に
左手肩に

ひざを閉じ、左手を肩につけ、右腕を上へ伸ばす。

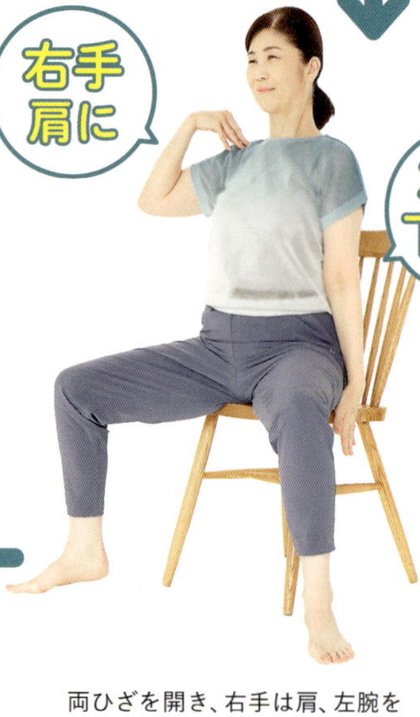
右手肩に
左手下げる

両ひざを開き、右手は肩、左腕を下に伸ばす。

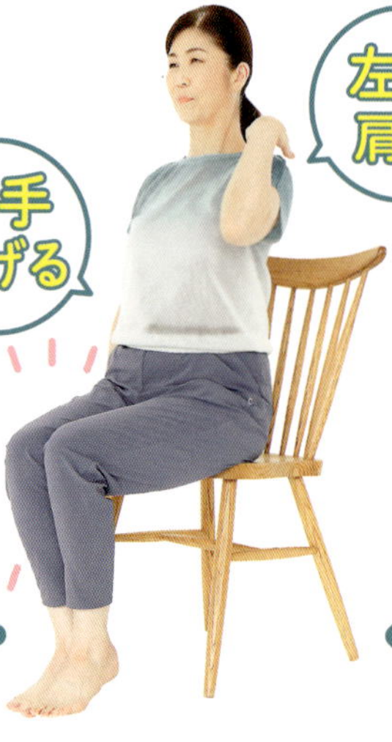
左手肩に
右手下げる

両ひざを閉じ、右手を下に伸ばし、左手を肩におく。

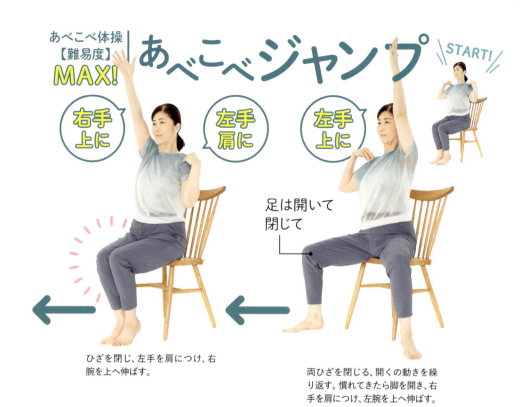

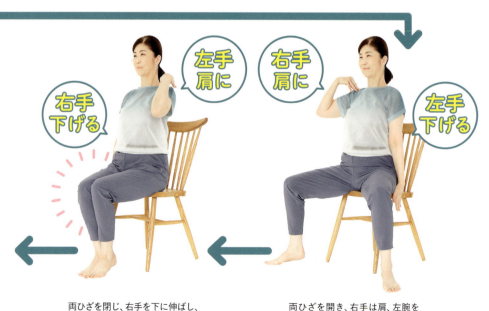

動画で確認!

足踏みの動きから、ひざを開いて閉じるジャンプの形に変えましょう。手足の動きが大きくなるので、全身の血流のめぐりもよくなります。

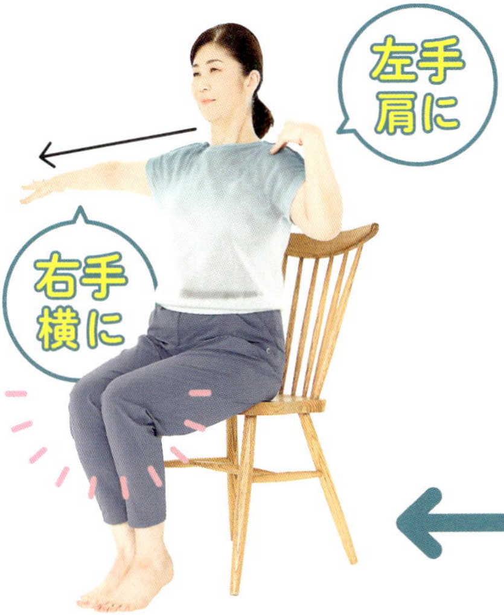

両ひざを閉じ、右手を肩の高さで横に伸ばし、左手は肩に。

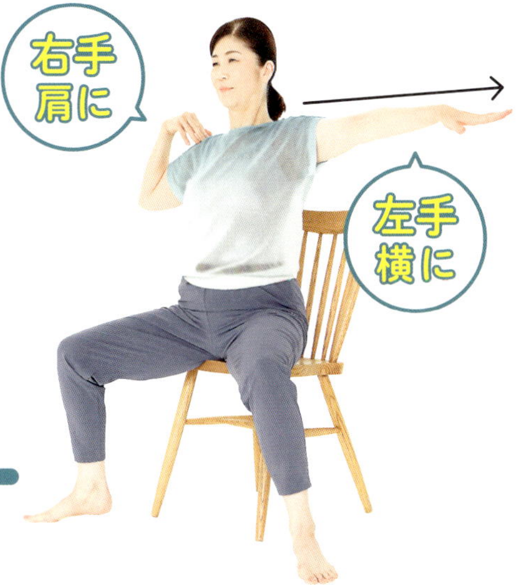

両ひざを開き、右手は肩、左腕は肩の高さで横に伸ばす。

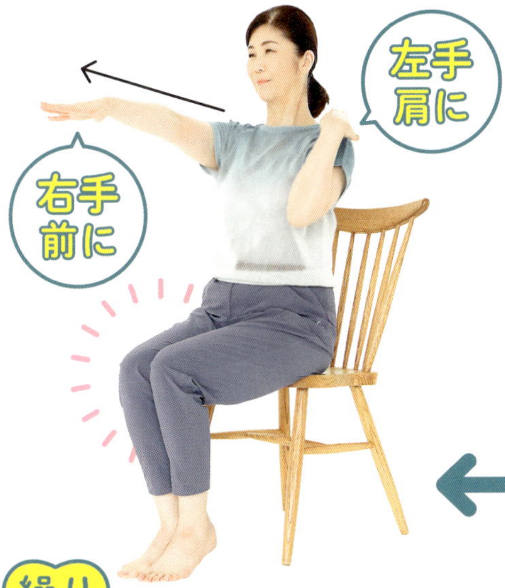

繰り返し

両ひざを閉じ、右手を前に伸ばし、左手は肩へ。

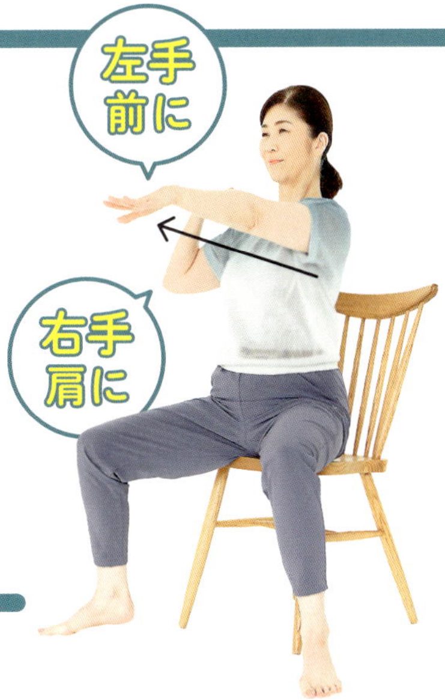

両ひざを開き、右手は肩、左腕を前に伸ばす。

あべこべ体操
【難易度】
MAX!

キツネ歩き

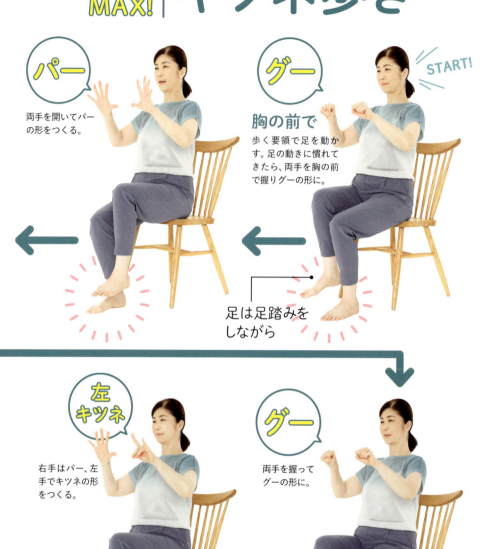

START!

グー

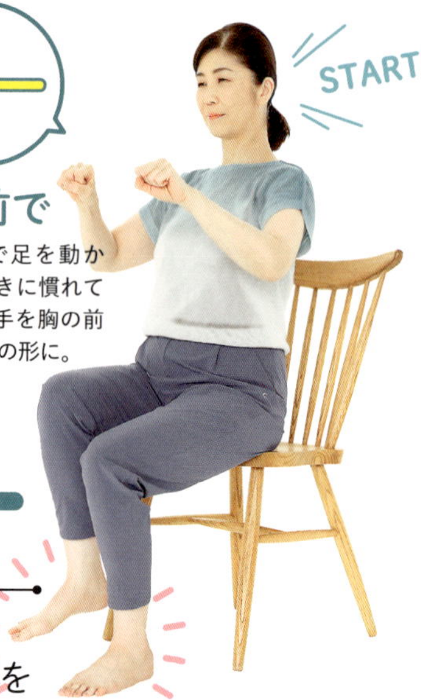

胸の前で

歩く要領で足を動かす。足の動きに慣れてきたら、両手を胸の前で握りグーの形に。

足は足踏みをしながら

パー

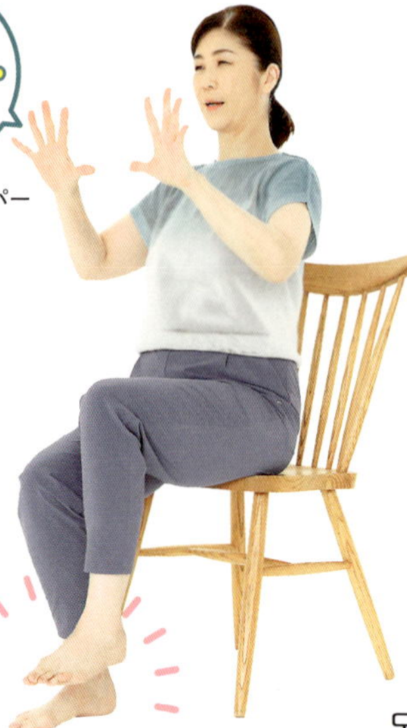

両手を開いてパーの形をつくる。

グー

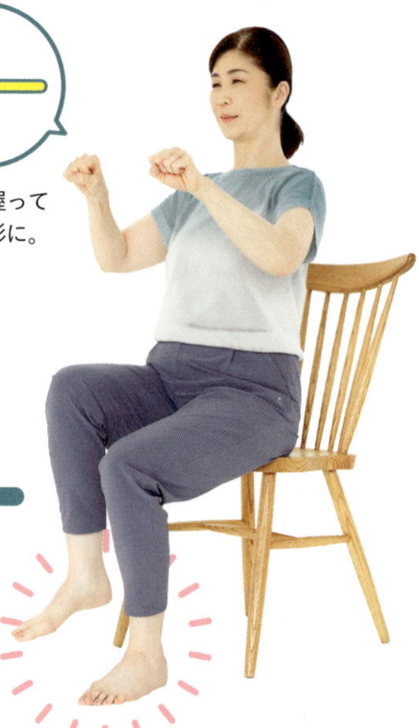

両手を握ってグーの形に。

左キツネ

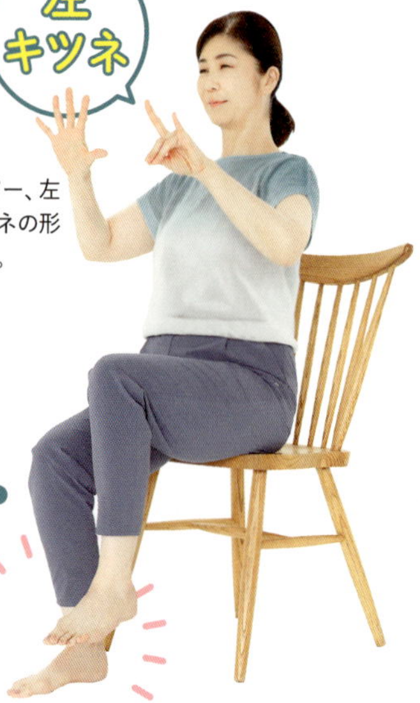

右手はパー、左手でキツネの形をつくる。

動画で確認!

グーとパーだけだった手の形に、人さし指と小指を立てたキツネの形を加えます。動きが複雑になってくるので、声を出しながら行うのがおすすめです。

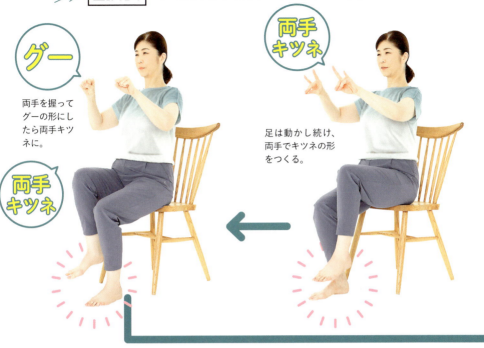

両手キツネ

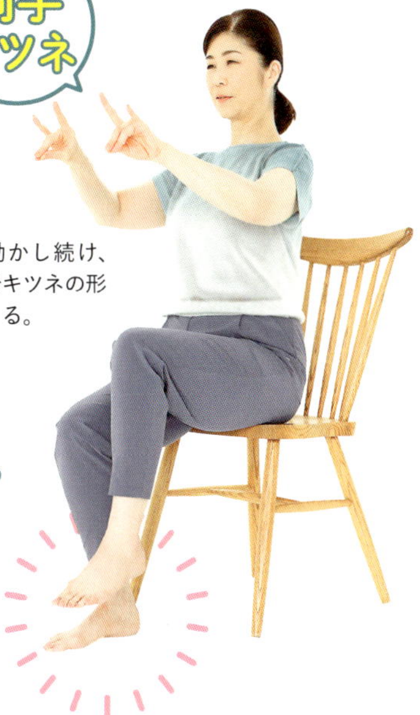

足は動かし続け、両手でキツネの形をつくる。

グー

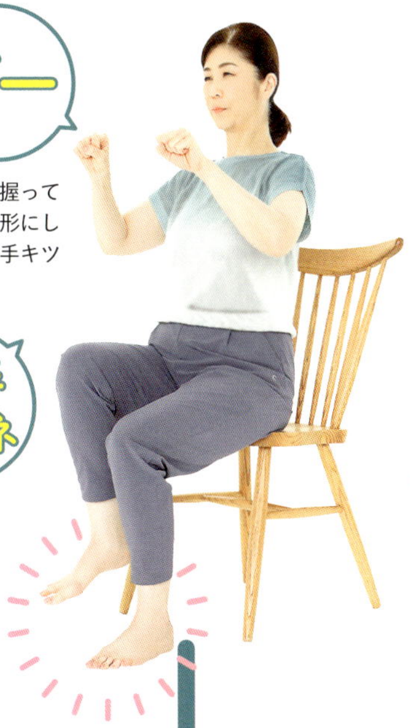

両手を握ってグーの形にしたら両手キツネに。

両手キツネ

グー

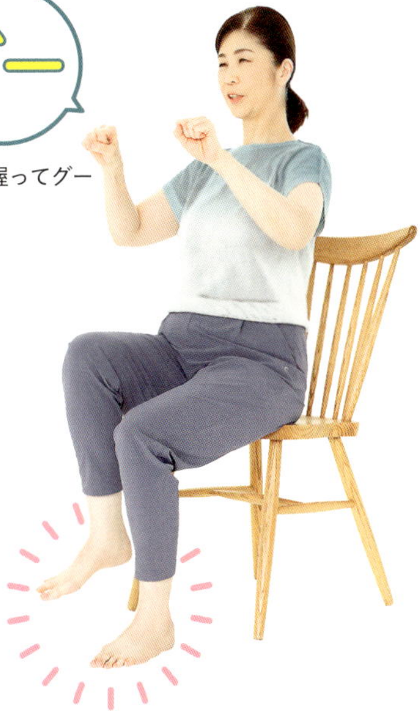

両手を握ってグーの形に。

右キツネ

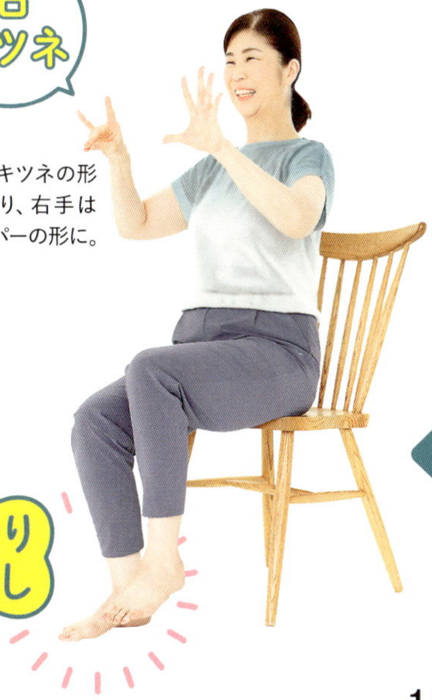

右手でキツネの形をつくり、右手は開いてパーの形に。

繰り返し

おわりに

私が医学生の時、老人施設に研修に行き、高齢者が体育館で紙風船バレーボールをし、周りの介助者に上手〜っと褒められているのを見て、強い違和感とさびしさを感じたことがあります。自分がシニア世代になったときにこんなことはしたくない、と強く思ったことを今でも鮮明に覚えています。

加齢にあらがう気持ちはありませんが、プライドは保ちたい、そんな想いからシニア体操がヨガだったらちょっと素敵かも？と考えたことがあります。その時はまさか、運動療法としてのヨガが自分のライフワークになるとは想像もしていませんでした。ヨガにもさまざまな種類があり、すべてが私の目指すものと合致してるわけではないのですが、小さなことでも私が研究で成果を出すことで、本書のようなヨガプログラムを実践する人が増えて、それが予防医学につながるのではないか、と考え日々精進しております。

一つ一つのポーズは、たくさんやることよりも、その目的を理解して丁寧に行うことが大切です。運動習慣をつけようと思うとハードルは高いけれど基本の呼吸法は電車の中でもできますし、山のポーズ（本書では「壁立ちのポーズ」）は信号待ちでもできます。ぜひ毎日の生活に取り入れていただけると嬉しいです。

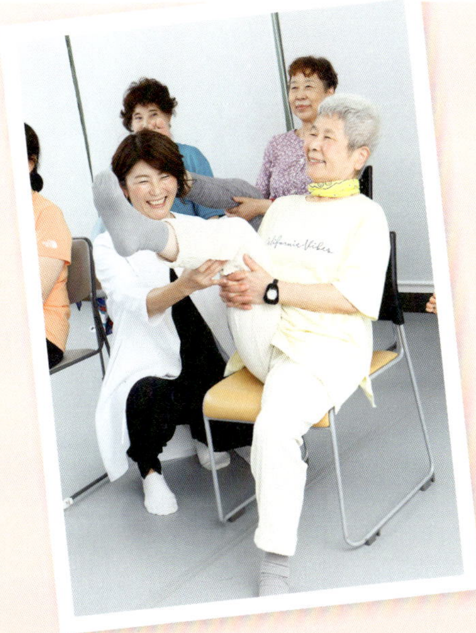

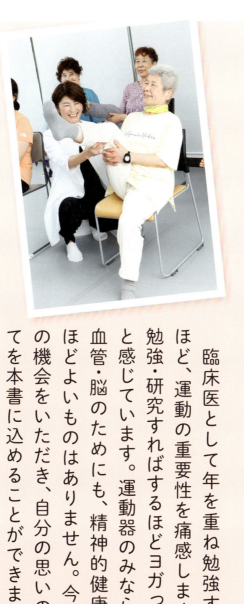

臨床医として年を重ね勉強すればするほど、運動の重要性を痛感します。そして勉強・研究すればするほどヨガっていいな、と感じています。運動器のみならず、心臓・血管・脳のためにも、精神的健康にも運動ほどよいものはありません。今回、書籍化の機会をいただき、自分の思いのたけすべてを本書に込めることができました。

ここまで継続してくる中にはたくさんの出会いも別れもありました。すべての出会いに感謝をし、その出会いなくして今の私がいないことを実感しています。この場を借りて御礼申し上げます。

ヨガ指導・モデル

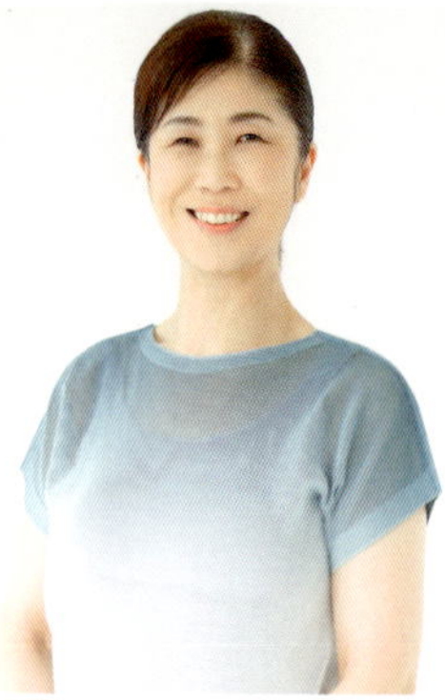

松浦美香子

整形外科ヨガ認定インストラクター。健康運動指導士、転倒予防指導士。2007年から松浦整形外科内科院内で体操教室を主宰。杉並区の運動施設で転倒予防教室、講義等を行っている。聖マリアンナ医科大学の「マリアンナヨガ教室」でもインストラクターとして活動している。

デザイン	小林昌子
撮影	徳永徹
動画製作	今井洋子
ヘアメイク	土方証子
イラスト	福場さおり
構成	麦秋アートセンター
編集・取材	宇津木有紀
企画編集	小中知美(Gakken)

参考文献

- 藤谷博人・井上留美子著(2024)「整形外科医が教える筋活・骨活」池田書店
- 井上留美子他(2023)「中高年の筋量、柔軟性, 及びバランス能に対するヨガの影響」『聖マリアンナ医科大学雑誌』第50巻(4) p. 129-137
- 有田秀穂, 丹田呼吸法は前部前頭前野とセロトニン神経を活性化する、臨床神経(2012)52;1279-1280
- 坂本加壽美、ヨーガ呼吸による白血球の返上－神経・内分泌・免疫系の相互関係－、体力化学(2006)55;477-488
- 宗田大著　「ひざ痛が消える痛点ストレッチ」マキノ出版

一生スタスタ歩ける体になる 整形外科ヨガ

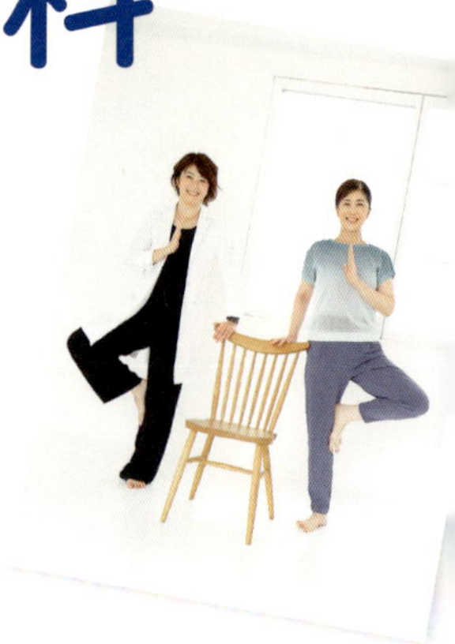

2024年10月1日　第1刷発行

著者	井上留美子
発行人	土屋徹
編集人	滝口勝弘
発行所	株式会社 Gakken 〒141-8416 東京都品川区西五反田2-11-8
印刷所	大日本印刷株式会社
DTP	株式会社グレン

◎この本に関する各種お問い合わせ先

本の内容については、下記サイトのお問い合わせフォームよりお願いします。
https://www.corp-gakken.co.jp/contact/

在庫については	TEL:03-6431-1250(販売部)
不良品(落丁、乱丁)については	TEL:0570-000577 学研業務センター　〒354-0045 埼玉県入間郡三芳町上富279-1
上記以外のお問い合わせは	TEL:0570-056-710 (学研グループ総合案内)

学研グループの書籍・雑誌についての新刊情報・詳細情報は下記をご覧ください。
学研出版サイト　https://hon.gakken.jp/